Te cuidaré hasta el final

Una guía clínica, humana y espiritual para acompañar al final de la vida

Joaquín Sempértegui Arellano, M. D.
Paliativista y bioético

EDIQUID

TE CUIDARÉ HASTA EL FINAL
Una guía clínica, humana y espiritual para acompañar al final de la vida

Editado por: Editorial Ígneo Chile, S.p.A.
para su sello editorial Ediquid
San Sebastián 2750, Of. 603, Las Condes, Santiago. Chile. CP 7550151
Primera edición, septiembre, 2026

ISBN: 978-956-424-215-6

Se terminó de imprimir en septiembre de 2026 en:
Impresos Lahosa S.A.
Moneda 1901, Santiago, Región Metropolitana, Chile.

www.grupoigneo.com
Correo electrónico: contacto@grupoigneo.com | Teléfono: +51 955 071 270
Facebook: Grupo Ígneo | X: @editorialigneo | Instagram: @grupoigneo

Colección: Integrales

Contenido

Dedicatoria

A quienes estuvieron presentes cuando no había nada que curar, a quienes se dejaron cuidar cuando quedaban pocas esperanzas y a quienes, a pesar de la incertidumbre y el dolor, se mantuvieron sin abandonar.

A mi familia, por sostenerme cuando la muerte me ha atravesado de cerca.

A ti, mamá, que con tu partida me revelaste cómo se siente en el alma aquello que muchas veces viví como espectador y para lo que se suponía que me había preparado.

Agradecimientos

A cada persona que me permitió estar presente en su despedida; a mis maestros y colegas en cuidados paliativos; a quienes, con su fe o su búsqueda, me mostraron que la espiritualidad es también una forma de cuidar. Y a quienes han leído versiones previas de este manuscrito, por ayudarme a afinar la voz y el propósito.

Curar a veces, aliviar a menudo, consolar siempre.
Atribuido a Claude Bernard

Prólogo

Hace más de quince años me presento ante los pacientes con una frase que también es una promesa: no vengo a curar; vengo a cuidar, a tratar de ayudar. A veces puedo aliviar; otras, solo acompañar. En ambos casos, mi trabajo es preservar la dignidad, incluso cuando la medicina ya no puede prometer años.

No sé exactamente cuándo comenzó mi inclinación por el paciente oncológico o, mejor dicho, cómo el mundo fue llevándome de la mano hacia la oncología. Desde niño supe que quería ser médico. Recuerdo ir a la consulta de mi pediatra y mirarlo con admiración: me parecía inteligente, cercano, interesante. En ese espacio nació una idea que me acompañó durante años: yo quería ser como él. Crecí con esa certeza y, de algún modo, aquí estoy: trece años de formación médica y más de veinte años de ejercicio profesional después.

Sin embargo, el camino no fue lineal. Al llegar al internado comprendí que la pediatría no era lo mío. Busqué otras opciones y durante un tiempo estuve genuinamente perdido. Pasé por ginecología, cirugía, medicina familiar, intentando encontrar un lugar donde sentirme en casa. Fue entonces cuando aquello que guía al mundo —y que yo llamo Dios— comenzó a orientarme de manera silenciosa pero persistente. Así llegué a la medicina interna y, más tarde, a mi peregrinaje por la medicina paliativa. No como una elección súbita, sino como un destino que se fue revelando paso a paso.

No recuerdo el momento exacto en que la oncología y los cuidados paliativos me eligieron, pero sí dos escenas que moldearon mi vocación. La primera ocurrió cuando yo tenía alrededor de cinco años, al visitar con mi mamá a su amiga, quien se mantenía muy enferma. El silencio era tan denso que casi podía tocarse. Su abdomen distendido, sus gestos lentos, la casa oscura; la palabra «cáncer» como un secreto mal pronunciado. Dos meses después, la acompañamos al cementerio. Aprendí que las casas cambian para siempre cuando la muerte entra.

Con el paso de los años hubo otra escena que marcó mi camino de manera definitiva. Tenía diecinueve o veinte años y cursaba segundo año de medicina. La mejor amiga de quien entonces era mi novia vivía una situación límite: su madre estaba con cáncer terminal y necesitaba la administración de fármacos.

Al llegar a casa de la mejor amiga, el lugar era exactamente igual a como lo había visto otras veces. La misma disposición, la misma rutina, la misma apariencia de normalidad, como si nada nuevo tuviera que ocurrir. Esa quietud cotidiana contrastaba violentamente con lo que estaba por suceder. La madre estaba acostada en su cama, quejándose de dolor. Hoy puedo nombrarlo con claridad: estaba en evidente proceso de fin de vida. En ese momento solo percibí un cuerpo agotado, pálido, con respiración trabajosa, frecuencia cardíaca acelerada, presión baja, una queja persistente que llenaba la habitación. Años después entendería que esos eran signos claros del final. En ese entonces, lo único que sentíamos era incertidumbre.

De manera completamente empírica intentamos aliviarla. No con medicamentos al inicio, sino con palabras. Hablamos de su vida, de su hija, de cómo la veíamos, de recuerdos simples. Hablamos de todo y de nada. El objetivo, aunque no lo sabíamos con ese nombre, era calmar la ansiedad. Y algo comenzó a aquietarse. La habitación, las respiraciones, nosotros mismos.

Cuando el ambiente estuvo más tranquilo, preparé la indicación médica. Realicé la dilución según lo prescrito y lo administré según las indicaciones del profesional. No sé cuánto tiempo pasó después. Mi memoria no logra fijar ese intervalo: a veces siento que fue inmediato; otras veces, que fue largo. Lo único claro es que allí ocurrió mi primer encuentro consciente con la muerte. No fue una idea. No fue un concepto. Fue una presencia. La vi llegar. O, mejor dicho, vi cómo algo se retiraba. El cuerpo de esa mujer, antes contraído por el dolor, comenzó a entregarse. Sus manos dejaron la rigidez. Sus ojos cambiaron: de un brillo espontáneo y vital, incluso en la agonía, pasaron a una opacidad inexplicable. Todo se detuvo. El tiempo. La respiración. El corazón. En un silencio profundo, ella y su hija —que estaba a nuestro lado, desbordada emocionalmente— se despidieron sin palabras. La hija se recostó sobre el regazo materno y se fundieron en un abrazo único. Pocas veces he presenciado algo así: el abrazo entre la vida y la muerte. Recuerdo un suspiro final, profundo, acompañado de un sonido gutural que salió de su boca. Luego, nada. Sus ojos quedaron abiertos, perdidos en el vacío. Una lágrima corrió por su mejilla. El cuerpo se enfrió. Nunca volvió a respirar. Supe, con una certeza absoluta, que había muerto.

Avisamos a los familiares. Y entonces apareció el otro rostro de la muerte: los lamentos, el dolor crudo, la rabia dirigida una vez más hacia la enfermedad que se había llevado lo poco que quedaba de ella. La casa que al inicio me había parecido normal se llenó de tristeza, de oscuridad, de gritos contenidos. Yo salí de ahí distinto. Sin saberlo del todo, algo se había inscrito para siempre en mí. Años más tarde entendería que ese fue el primer momento en que la muerte dejó de ser una palabra lejana y se convirtió en una experiencia real. Una experiencia que, sin proponérmelo, comenzaba a enseñarme el camino que vendría después.

Desde entonces, he visto lágrimas y silencios, rabias y perdones, rituales y despedidas. He visto también cómo el tabú en torno a la muerte empeora el dolor: familias que ocultan diagnósticos, eufemismos que evitan nombrar lo inevitable. Hablar de la muerte no la invoca; la humaniza. Pone palabras a lo que el cuerpo ya sabe.

En mi práctica diaria acompaño a pacientes en etapas finales de la vida y a sus familias en el proceso de duelo, un proceso que muchas veces comienza antes de la muerte, desde el momento en que la enfermedad se vuelve irreversible. En ese tránsito he aprendido que, aunque el dolor es inevitable, existen formas de enfrentarlo que permiten —aun en medio de la fragilidad— encontrar paz, significado e incluso esperanza.

Este libro nace, en parte, como respuesta a una pregunta que amigos y conocidos me hacen con frecuencia: ¿cómo haces para dedicarte a este trabajo? La verdad es que nunca he logrado responderla de manera precisa. No existe una fórmula. Solo puedo decir que ayuda —y mucho— aquello que no siempre se ve ni se mide: la familia, el entorno que sostiene, la relación con Dios y el trabajo constante de mirarse a uno mismo. Con el tiempo entendí que esta pregunta no buscaba una explicación técnica, sino una comprensión más profunda del sentido de acompañar.

He pensado largamente en ello y este libro es el resultado de esas reflexiones, muchas veces aprendidas a la fuerza. Es un intento de compartir lo que he ido comprendiendo a partir de las historias de otros y de mi propio camino, marcado por encuentros, despedidas y silencios que dejan huella.

Quisiera cerrar este prólogo con una reflexión personal. Aunque llevo años trabajando en cuidados paliativos y he estudiado bioética, sigo aprendiendo sobre la muerte y el duelo. Cada historia que escucho, cada persona que acompaño, cada ciclo que se completa, cada despedida —e incluso cada momento difícil que rodea a la muerte— me ha enseñado algo nuevo. Este libro no es el resultado de un conocimiento absoluto —porque nada en este ámbito lo es—, sino de un proceso continuo de aprendizaje y reflexión.

Ojalá que, al recorrer estas páginas, encuentres algo que te acompañe, que te ayude a mirar la muerte con menos temor y más humanidad y que, de algún modo, también ilumine tu propio camino.

J. S. A.

Introducción

Hablar de la muerte rara vez es fácil, pero el silencio duele más. Si estás leyendo esto, quizá has perdido a alguien, tal vez acompañas a un ser querido enfermo o quizás trabajas en salud y buscas palabras que no suenen vacías. Aquí no encontrarás recetas, sino herramientas y escenas verdaderas que ayudan a sostener la vida hasta el último día.

La muerte es universal; el duelo, singular. Cada historia responde a creencias, vínculos y contextos distintos. Por eso intento integrar mi experiencia clínica, la bioética aplicada, la antropología de los rituales y la espiritualidad abierta. La meta no es vencer a la muerte, sino no deshumanizarnos cuando llega; no domesticarla, sino hablar sin tabúes de cómo aliviar el sufrimiento físico y existencial, de cómo acompañar a las familias y equipos de salud y de la importancia de transformar el dolor en legado. Es un libro para pacientes, cuidadores, profesionales y toda persona que alguna vez se ha preguntado cómo despedir con amor sin perderse en el intento. Cuando la técnica alcanza su límite, empieza la obligación ética de no abandonar. Ese es el corazón de estas páginas.

Una idea acompañará todo el libro: la resiliencia no niega el dolor; lo integra. No se trata de «superar», sino de encontrar una forma honesta de vivir con la ausencia. A veces, esa forma se parece a un gesto pequeño: una canción, una oración, una cerveza compartida, un permiso para irse, una mano que llega a tiempo.

Antes de hablar del duelo, del dolor, de la sedación o de la despedida, es necesario detenerse en algo más básico y profundo: la muerte misma. No como concepto médico ni como evento biológico, sino como experiencia humana. Porque la forma en que entendemos la muerte determina la forma en que cuidamos, acompañamos y vivimos. En cuidados paliativos, la muerte deja de ser una enemiga abstracta y se convierte en una presencia concreta, cotidiana, muchas veces silenciosa, que nos interpela no solo como profesionales, sino como personas.

Nota del autor

Este texto fue escrito con la doble conciencia del médico y del testigo. A veces cuento; a veces callo; a veces nombro. Cuando la técnica alcanza su límite, empieza la obligación ética de no abandonar. Ese es el corazón de estas páginas.

Primera parte
Entender la muerte

1. La naturaleza de la muerte

Durante gran parte de nuestra vida, la muerte es una idea lejana. Sabemos que existe, sabemos que llegará, pero la mantenemos a distancia, como si pensarla demasiado pudiera atraerla. La cultura contemporánea ha hecho de la muerte un tema incómodo: se la esconde, se la posterga, se la medicaliza o se la transforma en un fracaso. En ese contexto, no es extraño que lleguemos al final de la vida sin haber hablado nunca de ella con honestidad.

En cuidados paliativos, esa distancia se rompe. La muerte deja de ser una posibilidad abstracta y se vuelve una realidad concreta, visible, cotidiana. No aparece solo en el momento final, sino mucho antes, cuando la enfermedad se vuelve irreversible y el horizonte cambia. A partir de ese instante, el cuidado ya no puede sostenerse solo en la técnica; necesita una mirada más amplia, que integre lo físico, lo emocional, lo relacional y también lo espiritual.

Hablar de la naturaleza de la muerte no es un ejercicio teórico. Es un acto de responsabilidad. Porque la forma en que la comprendemos condiciona la forma en que acompañamos. Si la vemos únicamente como un enemigo, lucharemos hasta el agotamiento. Si la negamos, dejaremos solos a quienes la enfrentan. Pero si logramos mirarla como parte del ciclo de la vida —dolorosa, injusta muchas veces, pero inevitable— entonces se abre la posibilidad de cuidar mejor, de aliviar el sufrimiento y de acompañar con verdad.

Desde esta perspectiva, la muerte no anula el valor de la vida; lo revela. Nos obliga a preguntarnos qué significa vivir bien cuando el tiempo se acorta, qué es la dignidad cuando el cuerpo se debilita y qué lugar ocupa la presencia humana cuando ya no hay intervenciones curativas posibles. Estas preguntas no tienen respuestas universales, pero son imprescindibles para una medicina que no quiera deshumanizarse.

Este libro parte de esa convicción: que comprender la muerte —sin negarla ni romantizarla— es el primer paso para acompañar el final de la vida con cuidado, respeto y sentido.

2. El miedo a la muerte: raíces y manifestaciones

El miedo a la muerte —tanatofobia— tiene capas: temor al dolor y al sufrimiento, a la soledad, a perder el control, a ser una carga, a lo desconocido. A nivel existencial, nos enfrenta con la finitud y nos exige sentido. En clínica, ese miedo se manifiesta como ansiedad, insomnio, evitación o hipercontrol. La salida no es negar, sino nombrar y acompañar.

La filosofía y la psicología han ofrecido luces: para Epicuro, no tiene sentido temer lo que no coexiste con nosotros; para Heidegger, la conciencia de la muerte nos devuelve a una vida más auténtica. En la práctica —al pie de la cama— he visto que poner palabras y crear espacios seguros reduce el miedo más que cualquier perorata tranquilizadora. La intervención más eficaz suele ser la presencia confiable.

Este capítulo mira el miedo a la muerte desde cuatro perspectivas que se entrelazan en la experiencia real:

- La social (cómo aprendemos a temer y a callar).
- La lógica (qué hace la mente con la incertidumbre).
- La espiritual (qué sostiene cuando todo tiembla).
- La bioética (cómo cuidamos con verdad, límites y dignidad).

Entre cada sección, encontrarás viñetas breves y herramientas para el acompañamiento.

I. Perspectiva social: lo que la cultura nos enseñó a temer

1) El tabú moderno y la «muerte fuera de escena»

Durante siglos, la muerte fue doméstica. No porque fuera menos dolorosa, sino porque estaba integrada a la vida cotidiana. Se moría en casa, entre olores conocidos, voces familiares y rituales compartidos. La comunidad sabía qué hacer: velar, rezar, llorar, acompañar. Había gestos heredados, palabras imperfectas pero disponibles, manos que sabían dónde ponerse.

La modernidad prometió algo distinto: control, progreso, técnica. Y cumplió mucho de eso. Pero, en el intercambio, nos pidió esconder todo lo que recordara el límite. La muerte fue desplazada fuera de escena: a hospitales, a protocolos, a pasillos impersonales. Se volvió un evento técnico, gestionado por otros, lejos de la vida diaria.

El resultado es conocido y repetido: llegamos a la muerte sin lenguaje. No sabemos cómo hablar. No sabemos qué decir cuando alguien se apaga. No sabemos qué hacer con las lágrimas ni dónde poner las manos.

Ese vacío de palabras no es neutro: genera más miedo. Lo que no se nombra se vuelve monstruoso. Lo que no se conversa se transforma en amenaza.

En las familias, este tabú suele expresarse como pactos silenciosos bien intencionados y profundamente dañinos:

- «No le digamos».
- «No lo hagamos sufrir».
- «Mejor que no sepa».

El problema es siempre el mismo: el cuerpo ya sabe lo que la boca calla.

Juan tenía setenta y ocho años. No sabía exactamente qué tenía. Sabía que estaba cansado, que comía cada vez menos, que la ropa le quedaba grande y que subir un par de escalones le exigía un descanso largo. Sabía que algo no estaba bien, pero nadie se lo dijo con claridad.

Sus hijos sí sabían. El diagnóstico había sido explícito: cáncer gástrico avanzado. Lo hablaron entre ellos, con los médicos, en los pasillos. Decidieron, con amor torpe y miedo genuino, que era mejor no decirle nada. «¿Para qué?», repetían. «Ya está viejo», «Se va a deprimir», «No ganamos nada».

Juan se fue apagando de a poco. Dormía más. Preguntaba menos. A veces miraba por la ventana durante largos minutos, como si intentara entender algo que no tenía nombre. Nadie le habló de la muerte. Nadie le preguntó qué quería, dónde quería estar, qué le daba paz o qué le daba miedo.

Nunca se habló de voluntades, ni de deseos, ni de límites.

Cuando su respiración se volvió difícil y la noche se hizo inquietante, la familia entró en pánico. No sabían qué hacer. Llamaron a una ambulancia. Juan fue llevado a una clínica, a una sala blanca, llena de ruidos desconocidos. Murió allí, conectado a monitores, lejos de su casa, sin haber entendido del todo qué estaba pasando.

No hubo despedidas. No hubo permisos. No hubo palabras finales. No porque no hubiera amor, sino porque nunca hubo conversación.

Lo que falló no fue la intención, fue el lenguaje. La historia de Juan no es excepcional. Es profundamente contemporánea. No falló el amor de sus hijos. Falló el tabú. No falló la medicina. Falló la conversación a tiempo. No falló la familia. Falló la creencia de que callar protege.

Cuando la muerte se mantiene fuera de escena, ocurren tres cosas previsibles:

1. El paciente queda solo con su intuición corporal, sin palabras que ordenen lo que siente.
2. La familia carga con decisiones imposibles, tomadas en urgencia y culpa.

3. El final ocurre de manera desorganizada, más medicalizado y solitario de lo necesario.

¿Cómo podría haberse cuidado mejor?

Humanizar, usar siempre las palabras correctas, de la manera correcta y en el momento correcto, no habría significado decirle todo de golpe ni sin cuidado.

Habría significado abrir espacio.

Tal vez alguien podría haberle dicho a Juan, a su ritmo:

- «Hay una enfermedad seria. No podemos curarla, pero sí cuidarte».

Tal vez alguien podría haber preguntado:

- «¿Qué es lo que más le preocupa últimamente?».
- «¿Dónde se siente más tranquilo?».

Tal vez la familia podría haber descubierto que Juan quería quedarse en su casa. O que le daba miedo ahogarse. O que quería escuchar música. O que necesitaba decir algo pendiente.

Nada de eso se necesita para ser humano; se requiere lenguaje, diálogo, comprensión, usar tono, tino y tacto, y hablar desde el corazón.

Hablar de la muerte no la invoca, la humaniza. Nombrarla no quita esperanza; la transforma. Del «curarse» imposible al «no sufrir», «no estar solo», «ser respetado».

Recuperar la escena

Sacar la muerte del tabú no significa romantizarla ni adelantarla. Significa devolverla al espacio humano, donde siempre ha pertenecido.

Cuando hablamos a tiempo: el miedo baja, las decisiones se ordenan, la despedida —aunque duela— deja menos heridas abiertas.

La muerte fuera de escena no nos protege. Nos deja mudos, torpes y solos cuando más necesitamos palabras.

Y en cuidados paliativos lo aprendemos una y otra vez: lo que más duele no es la muerte, sino el abandono simbólico que produce el silencio. Hablar no quita dolor. Pero callar casi siempre lo multiplica.

2) Medicalización del final y expectativas irreales

La técnica salvó y seguirá salvando vidas. Vacunas, antibióticos, cirugías, ventilación mecánica, quimioterapias: la historia de la medicina es, en gran parte, una historia de triunfos legítimos. El problema no es la técnica. El problema aparece cuando la técnica se impone más allá del beneficio, cuando deja de servir a la persona y comienza a retrasar lo inevitable sin aliviar el sufrimiento.

La técnica salvó y seguirá salvando vidas. Vacunas, antibióticos, cirugías, ventilación mecánica, quimioterapias: la historia de la medicina es, en gran parte, una historia de triunfos legítimos. El problema no es la técnica. El problema aparece cuando la técnica se impone más allá del beneficio, cuando deja de servir a la persona y comienza a retrasar lo inevitable sin aliviar el sufrimiento.

En ese punto, la técnica se transforma en ruido. Ruido que tapa conversaciones necesarias. Ruido que calma momentáneamente la angustia de quien acompaña, pero no cuida a quien vive el proceso.

Ruido que confunde el miedo a la muerte con el miedo a «dejar de hacer».

En nuestra cultura institucional, hacer suele verse relacionado con cuidar. Detenerse, en cambio, se vive como abandono, rendición o fracaso. Así que, muchas veces, seguimos interviniendo no porque ayude al paciente, sino porque no sabemos qué hacer con el límite.

Humanizar no es abandonar. Humanizar es poner la técnica al servicio del bien del paciente, y no al revés.

Marta tenía sesenta y cinco años y un cáncer pulmonar avanzado. Había pasado por varias líneas de quimioterapia, hospitalizaciones repetidas, infecciones, transfusiones y procedimientos. Cada nuevo ingreso venía acompañado de una frase que se repetía como un mantra: «Hagamos todo lo posible».

Nadie preguntó, durante mucho tiempo, qué significaba todo eso para Marta.

Cuando la conocí, estaba en una cama de hospital, con oxígeno de alto flujo, múltiples accesos venosos y un cuerpo exhausto. Cada intervención había sido técnicamente correcta. Cada decisión, justificable desde el protocolo. Y, sin embargo, Marta estaba cansada. No solo físicamente: existencialmente cansada.

—Doctor, ¿esto va a seguir así? —me preguntó fríamente una tarde, sin dramatismo.

—¿Así cómo? —le respondí.

—Entrar y salir, pincharme, esperar... vivir esperando el próximo intento.

Su familia insistía en continuar. No por negación, sino por amor y miedo. «Mientras haya algo que hacer...», repetían. El equipo también sentía esa presión invisible: no retirar medidas, no «bajar los brazos», no ser quienes dicen que ya no.

Pero el cuerpo de Marta estaba diciendo otra cosa. La enfermedad había avanzado. Las intervenciones ya no ofrecían reversibilidad, solo prolongación del proceso. El hospital se había convertido en su escenario final, sin que nadie lo hubiera nombrado como tal.

Una noche, tras un episodio de disnea intensa, Marta dijo algo simple:

—Yo no quiero morir así.

No estaba pidiendo morir antes. Estaba pidiendo dejar de sufrir.

Cuando hacer más deja de cuidar

La medicalización excesiva del final de la vida suele nacer de tres confusiones profundas:

1. Confundir esperanza con intervención. Como si la esperanza solo existiera mientras hubiera tratamientos activos.
2. Confundir abandono con límite. Como si detener una medida fútil fuera lo mismo que dejar solo al paciente.
3. Confundir vida con biología. Como si sostener funciones orgánicas fuera siempre equivalente a sostener dignidad.

En el caso de Marta, seguir «haciendo» no estaba orientado a su bien, sino a postergar la conversación que nadie quería tener: esta enfermedad no es reversible.

Cuando la técnica se vuelve automática, el final se alarga, pero no se habita. El tiempo se estira, pero no se cuida. Y el costo lo paga el paciente, no el sistema ni los acompañantes.

Cuidar mejor no habría significado dejar de tratar abruptamente, ni retirar todo de un día para otro. Habría significado reordenar los objetivos.

Tal vez alguien podría haber dicho antes: «Hemos llegado a un punto en que los tratamientos ya no cambian el curso de la enfermedad. Ahora necesitamos preguntarnos cómo quiere vivir este tiempo».

Tal vez habría sido posible:

- Ajustar la técnica al confort, no al monitoreo.

- Priorizar el control de síntomas. No sirve de nada corregir el sodio, la creatinina o el pH si la condición en la que está viviendo la paciente no es la más adecuada. Por eso no son de mucha utilidad los monitores. En ese contexto, estos pacientes deben mantenerse alejados de las unidades de pacientes críticos.
- Permitir que Marta estuviera en su casa, con su gente, con menos tubos y más presencia: acompañándola, acostándose junto a ella, compartiendo algo con ella, escuchando o viendo lo que deseaba.

Tal vez habría bastado con una pregunta honesta: «¿Qué es lo más importante para usted ahora?».

Cuando esa conversación finalmente ocurrió, algo cambió. No mágicamente. No sin dolor. Pero con claridad. Marta decidió suspender intervenciones invasivas. Se enfocó en aliviar la disnea, el dolor y la ansiedad. Pasó sus últimos días despierta, hablando con sus hijos, despidiéndose a su manera. No murió antes. Murió mejor cuidada.

Aceptar el límite no es renunciar a la medicina. Es ejercerla con ética.

La medicina fracasa cuando insiste en tratar órganos y olvida a la persona. Fracasa cuando confunde prolongar el proceso con prolongar la vida. Fracasa cuando el miedo del entorno pesa más que el bienestar del paciente.

Humanizar el final de la vida implica aprender algo difícil: saber cuándo seguir y cuándo detenerse. No por cansancio, no por economía, no por desinterés, sino por fidelidad al bien del otro.

A veces, el acto más médico no es agregar una intervención, sino retirarla a tiempo. No para adelantar la muerte, sino para dejar de estorbar el proceso humano de morir. Porque cuando la técnica deja de servir a la vida, insistir no es cuidado. Es miedo disfrazado de acción. Y cuidar bien, al final, exige una valentía distinta: la de hacer menos para estar más.

3) Medios, redes y la estética de la invulnerabilidad

Vivimos en una cultura que exhibe fortaleza permanente. Las pantallas celebran juventud, autonomía y productividad. El dolor queda fuera de escena, la fragilidad se oculta y la dependencia se vive como una anomalía. En ese marco, enfermar no solo duele: avergüenza. Pedir ayuda se siente como fallar. Y cuando la vida se acerca a su final, esa vergüenza se transforma en miedo a ser carga.

Este mandato atraviesa silenciosamente a pacientes y familias. Se calla para no preocupar, se evita hablar de la muerte para no «quitar esperanza», se sostiene una apariencia de normalidad cuando el cuerpo ya no puede. Pero esa actuación tiene un costo alto: aislamiento emocional, culpa y un miedo que crece en la soledad. La fragilidad, cuando no encuentra palabras ni testigos, pesa más.

Claudia estaba convencida de que proteger a su madre era no decirle el pronóstico. El diagnóstico estaba claro, pero el silencio parecía más amoroso. Sin embargo, el cuerpo de su madre ya se había enterado: el cansancio profundo, la retirada progresiva del mundo, las preguntas que quedaban suspendidas. Cuando finalmente se abrió una conversación compartida —sin crudeza, sin apuro— hubo pena. Sí. Pero también ocurrió algo menos visible y más importante: el miedo bajó. La madre dejó de sentirse sola en lo que intuía, y Claudia dejó de cargar sola con una verdad que la desbordaba. No hubo milagro técnico. Hubo humanidad compartida.

Acompañar bien en este contexto no exige discursos grandilocuentes. A veces basta con habilitar el espacio: «Si quiere, podemos hablar de esto, cuando usted lo necesite». Reinstalar pequeños gestos —una música conocida, una foto, una luz distinta— devuelve pertenencia y rompe el aislamiento. Explicar qué cambios son esperables, qué es parte del proceso y qué no, ordena la experiencia y reduce el pánico.

En una cultura que glorifica la autosuficiencia, cuidar al final de la vida es un acto contracultural: legitimar la vulnerabilidad. Nombrarla sin dramatismo, sostenerla sin corregirla, compartirla sin vergüenza. Porque cuando la fragilidad deja de vivirse como fracaso, aparece algo esencial: la posibilidad de no atravesar el final fingiendo que nada duele.

Y eso —como hemos aprendido una y otra vez— también es cuidar.

II. Perspectiva lógica: la mente frente al límite

El miedo a la muerte es también miedo a perder el control de lo previsible. Cuando el cuerpo entra en territorio incierto, la mente intenta protegernos construyendo atajos: explicaciones rápidas, certezas anticipadas, actividad constante. A veces ayudan. Muchas veces, agravan la ansiedad.

Reconocer estos mecanismos no es un ejercicio académico. Es profundamente clínico. Sirve para acompañar mejor, para no pelear con defensas que cumplen una función y para ayudar a que la persona —paciente o familiar— no quede atrapada en un callejón sin salida mental.

He aprendido que, frente al límite, la mente suele moverse de cuatro maneras reconocibles.

Primero aparece la ilusión de control. Necesitamos sentir que «algo» depende de nosotros. Cuando la enfermedad desmiente esa ilusión, surge la angustia. En los familiares, se expresa como hiperactividad: «¿Qué más podemos hacer?». En los pacientes, con hipercontrol: listas, horarios rígidos, búsqueda compulsiva de información. El acompañamiento no consiste en quitar control, sino en reubicarlo en lo que aún es posible: aliviar el dolor, elegir compañía, sostener rituales, despedirse.

Luego aparece la negación, muchas veces útil. No enfrentar la pérdida de golpe permite respirar. Por eso no se rompe con verdades lanzadas como piedras. Se acompaña con realidad dosificada y preguntas abiertas que invitan a mirar sin forzar:

«¿Qué siente que está pasando en su cuerpo?», «¿Qué es lo que más le preocupa de lo que viene?».

Otra fuente frecuente de angustia es la incertidumbre. La mente tolera mal el «no sé», y el final de la vida está lleno de tiempos imprecisos. Nombrarlo —con honestidad y cuidado— suele bajar la ansiedad: «No puedo darle día y hora, pero sí puedo decirle qué señales nos indicarán que nos estamos acercando». El miedo no desaparece, pero deja de ser ciego.

Finalmente, está la diferencia entre rumiar y elaborar. La rumiación repite escenas dolorosas sin avanzar; la elaboración encuadra, pone palabras, gestos y límites. La presencia clínica —tranquila, disponible— ayuda a pasar del círculo al camino.

Recuerdo a Rafael, que pedía pronósticos exactos una y otra vez. No buscaba una fecha: buscaba no caminar a oscuras. Le dibujé tres caminos —el más probable, el posible y el improbable— y algo se acomodó. No porque supiera el día, sino porque ya no estaba solo frente a la incertidumbre.

Ahí entendí, una vez más, que cuidar la mente frente al límite no es dar respuestas definitivas, sino ofrecer marcos habitables. Y que, muchas veces, eso también es aliviar.

Rafael preguntaba una y otra vez cuánto tiempo le quedaba. No cambiaba la forma de la pregunta; cambiaba el tono. A veces era directo, casi técnico. Otras veces, ansioso, como si necesitara agarrarse de algo antes de caer. Yo sabía —y él también lo intuía— que no había una fecha exacta que pudiera ofrecerle. Cada vez que alguien intentaba responderle con evasivas o frases tranquilizadoras, su inquietud aumentaba.

No estaba pidiendo un número. Estaba pidiendo no caminar a oscuras.

Un día le propuse algo distinto. Tomé una hoja y dibujé una línea.

—Este es el camino más probable —le dije—. Es lo que vemos en la mayoría de las personas con una enfermedad como la suya.

Luego dibujé otra.

—Este es posible. Puede ocurrir, aunque es menos frecuente.

Y una tercera.

—Y este es improbable, pero existe.

No puse fechas. No prometí nada. No cerré el futuro.

Rafael miró el dibujo en silencio. Lo siguió con el dedo. Respiró hondo.

—Entonces... ¿no todo es igual? —me preguntó.

—No —le respondí—. No todo es igual. Pero tampoco está solo en este camino.

Algo se acomodó. No porque supiera el día ni la hora, sino porque la incertidumbre había adquirido forma. Ya no era un vacío enorme, sino un territorio con bordes. Podía orientarse. Podía anticipar. Podía descansar un poco.

Ese día entendí —una vez más— que acompañar la mente frente al límite no consiste en ofrecer certezas imposibles, sino en construir marcos habitables. A veces, un mapa imperfecto alivia más que cualquier respuesta exacta. Rafael no se fue más tranquilo porque controlara el futuro. Se fue más tranquilo porque ya no caminaba a ciegas.

III. Perspectiva espiritual: qué sostiene cuando el suelo tiembla

Había un amigo sacerdote que siempre me decía: «Hasta el más ateo empieza a creer cuando el avión se está cayendo». La espiritualidad aparece cuando el lenguaje técnico se queda corto. No porque la técnica falle, sino porque hay dimensiones del sufrimiento humano que no se resuelven con datos, dosis o procedimientos. En el final de la vida, muchas preguntas dejan de ser *cómo* y pasan a ser *para qué*. No siempre se trata de en qué creo, sino de qué me sostiene cuando todo lo demás se vuelve frágil.

Hablar de espiritualidad en este contexto no es abandonar la razón ni refugiarse en consuelos fáciles. No es hacerse creyente y empezar a orar. Es reconocer que el ser humano no solo necesita alivio físico y orden mental, sino también sentido suficiente para atravesar el límite. Y ese sentido no siempre explica; muchas veces, simplemente sostiene.

Sentido: explicación versus sostén

No todo tiene explicación. Insistir en encontrarla puede incluso aumentar el sufrimiento. Pero lo que no se explica puede tener sentido. El sentido no borra el dolor ni lo justifica; lo vuelve transitable.

Para algunos, el sentido se juega en la trascendencia: la convicción —no siempre demostrable, pero razonada— de que la vida no se agota en el cuerpo. Para otros, está en el legado: lo que queda en quienes siguen. Para otros, en el amor dado y recibido, que no desaparece con la muerte, sino que cambia de forma. Ninguna de estas lecturas es superior a otra. Todas son formas legítimas de sostén.

He visto pacientes profundamente creyentes atravesar el final con paz, y otros igualmente creyentes llenos de angustia. He visto personas sin fe religiosa encontrar una serenidad honda al ordenar sus vínculos, despedirse o sentirse acompañadas. La espiritualidad no garantiza tranquilidad. Ofrece un marco. Y, a veces, eso basta.

Lo espiritual no se impone. Se pregunta. Algunos necesitan rezar. Otros, escuchar música. Otros, reconciliarse. Otros, simplemente no sufrir.

Acompañar espiritualmente no significa llevar respuestas, sino hacer lugar. Preguntas simples, no doctrinales, suelen abrir más que cualquier discurso:

- «¿Hay algo que le dé paz?».
- «¿Hay alguien con quien quiera hablar?».
- «¿Qué le gustaría que pase hoy?».

Una vez, Luis, que se declaraba ateo, me dijo que lo único que quería era «escuchar el mar». No pidió explicaciones sobre la muerte ni palabras sobre el más allá. Yo tenía la solución; tengo tinnitus desde hace muchos años. Entonces busqué mi playlist favorita y así pusimos el sonido de olas en el teléfono. Cerró los ojos. Su respiración se volvió más lenta. No hubo teología. Hubo paz. Y eso creo que para ambos fue suficiente.

Culpa, perdón y permisos

El miedo en el final de la vida rara vez es solo miedo a morir. Con frecuencia, es miedo a no soportar lo que viene, a quedar atrapado en culpas, asuntos pendientes o palabras no dichas. No es miedo a lo que hicimos o dejamos de hacer, sino a la intensidad emocional que sentimos que no podremos cargar.

En ese terreno, facilitar perdones posibles y permisos explícitos tiene un efecto profundamente descompresivo. Frases simples, dichas con verdad y presencia, pueden aliviar más que muchos fármacos:

- «Está bien descansar».
- «No tienes que seguir luchando por nosotros».
- «Puedes irte tranquilo».

No adelantan la muerte. Ayudan a liberar. He visto cuerpos tensos aflojar cuando esas palabras llegan a tiempo. No porque eliminen la pena, sino porque ordenan el vínculo y permiten que el amor no se exprese como retención angustiada, sino como acompañamiento fiel.

Ritual mínimo y presencia
Un ritual no es magia ni superstición. Es una forma humana de ordenar lo indecible. Puede ser una oración, una canción, una

foto, un aroma familiar, una mano sostenida. El objetivo no es convencer ni explicar, sino sostener.

A veces, el ritual más profundo es respirar juntos, sin apuro, sin llenar el silencio. En esos momentos, la presencia vale más que cualquier palabra. Estar —de verdad— es una forma radical de espiritualidad.

Por eso, una de las promesas más potentes que podemos hacer en el final de la vida no es técnica ni religiosa. Es profundamente humana: «Yo te voy a acompañar hasta cuando tú ya no estés; ese es mi compromiso».

No promete control. No promete ausencia de dolor. Promete no abandonar. Y cuando el suelo tiembla, esa promesa —encarnada, sostenida, creíble— suele ser lo que más sostiene.

Andrés tenía sesenta y un años y un cáncer avanzado que ya no respondía al tratamiento. Era ingeniero. Había vivido con la convicción —no del todo consciente, pero firme— de que las cosas importantes podían entenderse si uno se tomaba el tiempo suficiente. No era religioso en el sentido clásico, pero tampoco se definía como no creyente. Decía, con una media sonrisa, que «no le cerraba ninguna puerta a la posibilidad de que haya algo más, pero tampoco necesitaba inventarlo».

Cuando la enfermedad avanzó y el horizonte se acortó, empezó a preguntar cosas que no estaban en los exámenes. No preguntaba *cuándo,* sino *cómo.* Cómo se iba a sentir. Cómo iba a ser para su familia. Cómo se sostenía uno cuando el cuerpo ya no obedecía.

Una tarde, mientras ajustábamos el manejo del dolor, me dijo:

—Doctor, yo no necesito que me diga que todo va a estar bien. Necesito entender cómo se vive cuando ya no se puede explicar todo.

Ahí estaba su fe: no como certeza, sino como disposición a no reducir la vida a lo medible. Y ahí estaba también su duda, intacta.

Hablamos de lo que había sido importante para él. Del trabajo bien hecho. De haber amado con torpeza, pero con honestidad. De sus hijos. De su miedo a dejar cosas a medio decir. No habló de Dios. Habló de sentido. De si lo vivido alcanzaba para justificar el haber estado.

Le dije algo que no era una respuesta, sino un marco:

—No todo lo que importa se puede demostrar. Pero muchas cosas se pueden reconocer por el efecto que tienen. El amor, por ejemplo.

Andrés se quedó en silencio. Después dijo:

—Entonces, si eso es fe, quizás yo sí creo en algo.

No rezó. No pidió sacramentos. Pidió tiempo con sus hijos, sin teléfonos. Pidió música que había escuchado de joven. Pidió que no le mintieran cuando el final se acercara. Su espiritualidad no fue un sistema de ideas, sino una forma concreta de habitar lo que quedaba.

En los últimos días apareció el miedo. No a la muerte en abstracto, sino al momento previo: al dolor, a la pérdida de control, a «no estar a la altura». Su razón seguía buscando entender. Su duda seguía abierta. Y su fe —si así puede llamarse— se expresó de otra manera.

Una noche, me preguntó:

—¿Usted cree que uno puede irse sin tener todas las respuestas?

No le hablé de certezas. Le hablé de algo verificable:

—He visto muchas personas irse en paz sin entenderlo todo, pero sabiendo que no estaban solas.

Asintió.

—Eso sí me hace sentido —dijo.

Al día siguiente, habló con cada uno de sus hijos. No dio consejos. No dejó grandes frases. Les dijo que los había querido a su manera, que no había sido perfecto y que estaba bien que siguieran viviendo sin cargarlo como deuda. Ese fue su ritual. Su legado. Su forma de fe encarnada.

Cuando el cuerpo comenzó a apagarse y el miedo reapareció con fuerza, su hija mayor se inclinó y le dijo al oído:

—Papá, puedes descansar. Nosotros estamos bien.

No hubo teología. Hubo permiso. Andrés murió tranquilo. No porque hubiera resuelto el misterio, sino porque ya no estaba peleando con él. Su razón no fue traicionada. Su duda no fue negada. Su fe no fue impuesta. Convivieron hasta el final. Después, su hijo menor me dijo algo que todavía me acompaña:

—No sé si mi papá creía en Dios. Pero sé que creyó en nosotros. Y eso lo sostuvo.

Cuando la espiritualidad se vive así —sin imposición, sin negación de la duda, sin promesas vacías— deja de ser un refugio sentimental y se convierte en criterio de cuidado. No reemplaza a la ética; la vuelve más concreta. No anula la razón; la ensancha.

Porque acompañar espiritualmente no es decirle al otro en qué creer, sino respetar qué le da sentido. Y ese respeto tiene consecuencias éticas: cómo decimos la verdad, cuándo ponemos límites, qué decisiones sostenemos, cómo evitamos el abandono. La espiritualidad, cuando es auténtica, no evade el conflicto moral; lo habita con responsabilidad.

Creer —o no creer— no define por sí solo una buena decisión al final de la vida. Lo que la define es algo más verificable: si la decisión alivia el sufrimiento, si respeta la dignidad de la persona, si no la deja sola con su miedo. En ese punto, fe, duda y razón dejan de competir y comienzan a colaborar.

La bioética del final de la vida no se construye solo con principios abstractos, sino con personas concretas que tiemblan, esperan, se cansan y aman. Por eso, toda ética que quiera ser verdaderamente humana necesita hacerse cargo también de esta dimensión: qué sostiene al otro cuando el suelo tiembla.

Y cuando ese sostén se traduce en verdad dicha con cuidado, en límites puestos a tiempo y en una presencia que no se retira, la espiritualidad deja de ser un discurso paralelo y se vuelve lo que siempre debió ser en medicina: una forma profunda de no abandonar.

Desde ahí se abre el siguiente paso: pensar el final de la vida no solo desde lo que creemos o sentimos, sino desde cómo decidimos, con qué límites y con qué responsabilidad cuidamos hasta el final.

IV. Perspectiva bioética: verdad, límites y no abandono

La bioética del final de la vida deja de ser un ejercicio abstracto y se vuelve una práctica concreta, cotidiana, encarnada. Ya no se discute en comités ni en libros, sino al lado de la cama, en conversaciones difíciles, en silencios compartidos, en decisiones que pesan. En ese contexto, la ética del cuidado puede resumirse en tres verbos simples y exigentes: respetar, aliviar, no abandonar. No son consignas. Son criterios de acción.

Verdad sin romper: la información proporcional

Decir la verdad no es decirlo todo, ni decirlo de una vez, ni decirlo sin cuidado. La verdad, en el final de la vida, es proporcional: se ajusta a la capacidad de la persona para recibirla, a su momento, a su necesidad. No se trata de ocultar, sino de dosificar sin mentir.

He visto cómo la verdad dicha sin marco puede arrasar y cómo el silencio prolongado puede aislar. Entre ambos extremos existe un camino ético: decir lo necesario, cuando corresponde, de un modo que no destruya la esperanza, sino que la transforme. La esperanza deja de estar puesta en curar y se desplaza a cuidar, aliviar, no sufrir, no estar solo.

Recuerdo a Marta, que preguntó directamente si su enfermedad era reversible. No le hablé de porcentajes ni de líneas terapéuticas agotadas. Le dije:

—La enfermedad ha avanzado y no podemos revertirla. Sí podemos hacer algo muy importante: aliviar, acompañar y cuidar para que no sufra y no esté sola.

No se quebró. Respiró. La verdad, dicha así, no la dejó sin piso; le devolvió uno nuevo.

Autonomía y decisiones compartidas

La autonomía no consiste en entregar información y retirarse. Tampoco en cargar al paciente con decisiones imposibles. Autonomía, en cuidados paliativos, significa decidir acompañado. Es ayudar a la persona a elegir lo que aún puede elegir: dónde quiere estar, quién quiere que lo acompañe, qué síntomas priorizar, qué rituales sostener, qué límites poner.

Juan nunca pudo decidir nada de eso porque nunca se habló. Marta, en cambio, sí pudo. Eligió volver a su casa. Eligió no reingresar al hospital. Eligió que la visitaran sus nietos. Eligió música por la tarde y silencio por la noche. Esas decisiones no cambiaron el desenlace, pero cambiaron radicalmente la experiencia de llegar a él. Acompañar la autonomía no es soltar la mano. Es caminar al lado.

Límites del esfuerzo terapéutico: detener también es cuidar

No todo lo técnicamente posible es éticamente deseable. Esta es una de las afirmaciones más difíciles de sostener en una medicina entrenada para hacer, intervenir y corregir. Sin embargo, cuando las intervenciones ya no ofrecen beneficio real, insistir no prolonga la vida: prolonga el proceso de morir.

Poner límites al esfuerzo terapéutico no es abandonar ni rendirse. Es reconocer con honestidad que el objetivo ha cambiado. Es pasar de intentar revertir lo irreversible a proteger la dignidad de la persona.

He visto cómo retirar una medida fútil —una vía más, un examen más, una intervención más— puede aliviar más que cualquier fármaco. El cuerpo descansa. La familia se aquieta. El tiempo deja de ser una carrera y vuelve a ser un espacio habitable.

Detener, cuando corresponde, también es un acto médico.

Doble efecto y sedación paliativa: proteger cuando nada más alcanza

Hay sufrimientos que, a pesar de todos los esfuerzos, se vuelven refractarios. Dolor, disnea, angustia intensa. En esos casos, la sedación paliativa —proporcionada, indicada con criterio clínico, consentida y acompañada— no busca adelantar la muerte. Busca proteger a la persona de un sufrimiento intolerable.

La confusión en torno a la sedación suele generar miedo. Por eso, la ética aquí no está solo en la indicación, sino en la explicación y en la presencia.

Tomás tenía pánico a «quedarse ahogado». Ese miedo dominaba sus noches. No lo calmaban los números ni los monitores. Lo que lo tranquilizó fue el acuerdo: si la disnea se volvía refractaria, iniciaríamos sedación proporcional, con su familia presente, sin apuro, sin abandono. Cuando llegó el momento, no hubo escenas desesperadas. Hubo tristeza, sí. Pero no hubo pánico. Hubo plan y hubo presencia. La sedación, bien cuidada, no quita humanidad. La resguarda.

Justicia y acceso: el alivio no puede ser un privilegio

El miedo al final de la vida se agrava cuando hay desigualdad. Cuando el dolor no se controla, cuando los cuidados paliativos llegan tarde, cuando falta apoyo psicosocial o espiritual. La bioética no puede desentenderse de esto. El alivio del sufrimiento no es un lujo ni un favor: es un deber de justicia.

Una ética del final de la vida que no considera el acceso equitativo a cuidados paliativos es una ética incompleta. No basta con saber qué hacer; es necesario que ese cuidado esté disponible para todos, sin importar el lugar, los recursos o el contexto.

No abandono: el hilo que sostiene todo

Si hay algo que atraviesa todas estas decisiones —verdad, autonomía, límites, sedación, justicia— es el compromiso explícito de no abandonar. No abandonar cuando ya no hay tratamientos curativos. No abandonar cuando el cuerpo se apaga. No abandonar cuando el silencio pesa.

Por eso, una de las promesas más importantes en cuidados paliativos no es técnica ni jurídica. Es humana y ética a la vez: «Yo te voy a acompañar hasta cuando tú ya no estés; ese es mi compromiso».

Esa promesa no evita la muerte. Pero evita algo igualmente devastador: morir solo, confundido o innecesariamente asustado.

Y cuando logramos eso —cuando respetamos, aliviamos y no abandonamos— la bioética deja de ser un marco teórico y se convierte en lo que siempre debió ser: una forma concreta de cuidar hasta el final.

Cuando hablamos a tiempo, hacemos menos daño con la técnica, entendemos la mente, respetamos lo que sostiene y no abandonamos, la bioética deja de ser teoría y se convierte en presencia fiel hasta el final.

V. Manifestaciones del miedo (paciente, familia, equipo)

El miedo al final de la vida no se presenta de una sola forma. Cambia de rostro según quién lo viva y desde dónde lo viva. Aparece en el cuerpo del paciente, en las decisiones —o indecisiones— de la familia y también en las conductas del equipo de salud. No siempre se nombra como miedo. A veces se disfraza de síntomas, de urgencia, de conflicto o de agotamiento. Aprender a reconocerlo es una de las claves del cuidado paliativo.

En el paciente, el miedo suele expresarse primero en el cuerpo. Ansiedad persistente, palpitaciones, respiración agitada, pensamientos catastróficos que aparecen sobre todo en la noche. El insomnio es frecuente, así como los despertares bruscos con sensación de peligro inminente. No siempre hay dolor físico proporcional a la angustia; muchas veces es el cuerpo el que está hablando de lo que aún no tiene palabras.

Algunos pacientes reaccionan intentando controlar cada detalle: horarios estrictos, listas, sobreinformación, preguntas reiteradas sobre exámenes o tratamientos. Otros hacen lo contrario: se retraen, duermen más, hablan menos, parecen «desconectarse». Ambas respuestas son comprensibles. En el fondo, buscan lo mismo: sentir que no todo se desarma.

Por eso, cuando un paciente pide reiteradamente «algo más», no siempre está pidiendo una intervención técnica. Muchas veces está pidiendo control o, más profundamente, seguridad.

En la familia, el miedo rara vez es silencioso. A veces se expresa como hiperorganización: listas, turnos, horarios rígidos, intentos de controlar cada variable. Otras veces aparece como parálisis: nadie decide, nadie pregunta, nadie quiere ser quien diga lo que todos intuyen.

El miedo también genera conflicto. Aparecen bandos: «no le digan» versus «hay que decirle todo». Discusiones que no son ideológicas, sino emocionales. Debajo de ellas suele haber una misma pregunta no formulada: ¿cómo vamos a soportar esto?

La culpa y la ambivalencia son casi inevitables. Querer que el ser querido se quede y, al mismo tiempo, desear que deje de sufrir. Sentimientos opuestos que conviven y que, cuando no se validan, se transforman en carga.

El equipo tampoco queda fuera del miedo. A veces aparece como activismo técnico: más exámenes, más indicaciones, más movimiento, para evitar conversaciones difíciles. Otras veces como evasión: entradas breves a la habitación, lenguaje impreciso, postergación de decisiones.

Con el tiempo, si este miedo no se reconoce, puede derivar en cansancio moral y desgaste por compasión. El profesional sigue funcionando, pero algo se va endureciendo. Y cuando el equipo se endurece, el cuidado pierde profundidad.

Qué ayuda de verdad

En todos los casos, hay intervenciones simples que alivian más que cualquier estrategia compleja. Nombrar la emoción antes que discutir la técnica suele ser el primer paso: «Lo que escucho es miedo». Esa frase, dicha con respeto, abre más puertas que muchas explicaciones.

Anclar en el presente también ordena: «Hoy, esto es lo que podemos hacer». No promete futuros que no controlamos, pero devuelve suelo. Validar la ambivalencia —reconocer que es normal querer cosas opuestas— reduce la culpa y descomprime las relaciones.

Y, finalmente, cuidar al que cuida no es opcional. Pausas, espacios de conversación, supervisión y *debriefing* no son lujos: son condiciones necesarias para sostener un cuidado humano hasta el final.

Porque cuando el miedo se reconoce y se acompaña, pierde volumen. No desaparece, pero deja de gobernar. Y en ese espacio que se abre, vuelve a ser posible cuidar con presencia, claridad y compasión.

VI. Del miedo que paraliza al miedo que humaniza

El miedo a la muerte no se extirpa; se transforma. Pasa de ser un monstruo innombrable a una presencia nombrada que puede ser acompañada. La perspectiva social nos recuerda que no estamos solos; la lógica, que la mente necesita marcos; la espiritual, que el sentido no siempre explica, pero sostiene; la bioética, que la verdad y el límite son formas de cuidado y no de abandono.

Cuando el miedo se nombra, baja el volumen. Cuando hay un plan, baja la ansiedad. Cuando hay presencia, baja la soledad. Y entonces, aun sin curación, aparece un espacio inesperado: paz suficiente para despedirse con dignidad; esperanza que cambia de objeto —ya no curar, sino no sufrir y no estar solos—; sentido que no responde por qué, pero sí para qué.

Si tuviera que condensarlo en una promesa, sería esta: no voy a negar su miedo; voy a caminar con usted hasta que pese menos. Y, si el proceso lo exige: yo te voy a acompañar hasta cuando tú ya no estés; ese es mi compromiso en este proceso.

Porque el miedo no desaparece con discursos. Se alivia con verdad, con límites, con presencia. Y eso —en el final de la vida— es medicina en su forma más humana.

3. Miradas culturales y creencias ante la finitud

La humanidad ha tejido rituales para convertir lo incomprensible en sentido. En México, el Día de Muertos celebra la continuidad del vínculo; en Toraja (Indonesia), la despedida puede durar meses; en Japón, Obón trae a casa a los ancestros. En tradiciones cristianas, musulmanas y budistas, la muerte es tránsito, juicio o renacimiento; los ritos sostienen a la familia, ordenan el tiempo y legitiman la pena.

No hay una forma «correcta» de despedirse. Lo reparador es aquello que honra la vida vivida y acompaña a los vivos.

Cuando la noche junta los ritos

Son casi las dos de la madrugada y el pasillo del hospital está más silencioso que de costumbre. A esas horas, las máquinas suenan menos y las voces bajan. Queda un murmullo, como si el edificio respirara por su cuenta. En la estación de enfermería hay una taza con restos de té, una manta doblada y una pequeña vela eléctrica que alguien dejó encendida para «dar un poco de calor». Me apoyo en la baranda fría y pienso que la noche, en los hospitales, también hace sus propios rituales.

La pieza 412. Ahí está Julita. En la mesa de noche hay un pañuelo tejido a mano, de lana gruesa, de esos que abrigan más por lo que recuerdan que por lo que cubren. Su hija lo trajo desde Chiloé. «Es de la casa», dijo, como si eso explicara todo. Y explicaba.

Junto al pañuelo hay una foto antigua: Julita joven, de pie frente al mar, el viento empujándole el pelo hacia atrás. Hay también un pedazo de pan amasado envuelto en una servilleta —ya no lo come— y un frasquito pequeño con agua de mar. No ocupa espacio. No estorba. Está ahí, simplemente.

No es un altar. Es una memoria en miniatura.

Cuando entro, la familia no me pregunta por exámenes ni por horarios. Me dicen algo mucho más simple:

—Doctor, ¿podemos abrir un poco la ventana? Queremos que se sienta el aire… como en la isla.

Asiento. No pregunto más. No explico nada. El aire entra despacio, trae olor a humedad, a sur, a leña mojada imaginada. Nadie dice que eso sea un rito. Nadie lo llama despedida. Y nadie lo corrige.

La hermana mayor empieza a rezar, casi sin darse cuenta. No levanta la voz. No convoca. Reza como se reza en la isla: bajo, continuo, sin dramatismo. Un Padre Nuestro, después un Ave María. Nadie le pide que pare. Nadie se suma en coro. Cada uno acompaña a su manera. El rezo no busca convencer a nadie. Busca acompasar.

Julita abre los ojos un segundo. No mira a nadie en particular. Su respiración se aquieta apenas. Alguien le toma la mano. No para retenerla, sino para estar.

Me quedo en silencio un momento. Dejo que el aire haga su trabajo. Julita respira un poco más hondo. No abre los ojos, pero su cara se afloja apenas. No sé si reconoce el olor o si solo reconoce que no está sola. En ese instante no importa. Lo que importa es que algo familiar llegó a tiempo.

El rezo bajo no cambia el desenlace. Pero ordena el espacio. Le devuelve a Julita algo de su mundo cuando el cuerpo ya no puede sostenerlo solo. Y a la familia, algo de su lugar cuando ya no saben bien qué hacer.

Antes de salir, la hija me mira y me dice:

—Doctor, así se queda más tranquila. Como en la casa.

Asiento. No digo que eso sea un rito. No hace falta. No hubo palabras grandes. No hubo promesas. Hubo presencia y eso bastó.

La luz en medio del caos

Una noche la ciudad no dormía. Desde la ventana del pasillo se veían destellos lejanos, sirenas que subían y bajaban como un oleaje desordenado. A ratos, un golpe seco —no sabría decir si era una bomba de ruido o algo rompiéndose— hacía vibrar los vidrios. El hospital seguía funcionando, pero con esa tensión espesa que tienen las noches en que afuera todo parece desarmarse.

En aquella noche que muchos recordamos como el estallido social, estaba el paciente de la habitación 312, Kaito. Era un hombre mayor, *nikkei*, de pocas palabras. El español nunca fue su lengua cómoda y ahora, con el cuerpo cansado y la respiración corta, hablaba aún menos. Sus hijos se turnaban para traducir, con frases breves, cuidadosas, como si también ellos tuvieran que elegir qué palabras podían entrar en esa pieza y cuáles no.

Cuando entré, Kaito estaba despierto. En sus manos sostenía una linterna pequeña, de papel, plegada con precisión. No parecía algo improvisado. Había paciencia en ese objeto. Tiempo invertido. Me miró y dijo algo en voz baja, en su idioma. El hijo mayor tradujo:

—Quiere encenderla... después. Cuando ya esté más cerca.

No habló de Obón ni de espíritus que vuelven a casa. No hizo referencias religiosas. Solo agregó, tras otra frase breve, que el hijo volvió a traducir:

—Dice que es para guiar a los que amamos.

Me mostró la linterna. Me explicó —más con las manos que con palabras— cómo se armaba, dónde iba la vela, cómo se cuidaba el papel para que no se quemara antes de tiempo. Había en ese gesto una concentración serena, casi artesanal. Afuera, la ciudad ardía en consignas, rabia y miedo. Adentro, un hombre armaba una luz pequeña para no irse a oscuras.

—Mi mamá me enseñó —dijo Kaito, ahora en un español quebrado— a limpiar tumbas... despacio. Sin apuro.

El hijo completó la frase, pero no hizo falta. Algo ya estaba dicho.

Por un instante, la pieza se pareció menos a una habitación de hospital y más a un patio antiguo, de tierra barrida, con un farol encendido al atardecer. La linterna aún no se encendía, pero el gesto ya había iluminado algo.

Afuera, otro estruendo. Más cerca esta vez. Nadie en la pieza se movió. Nadie preguntó nada. No hablamos de la ciudad, ni del estallido, ni del toque de queda que quizás vendría. Esa noche, lo urgente no era el saqueo ni las barricadas. Lo urgente era asegurar que Kaito no estuviera solo, que su miedo no quedara sin forma, que su despedida tuviera sentido para él.

Antes de salir, el hijo menor me dijo en voz baja:

—Doctor... él no quiere que la prendamos todavía.

Asentí. Alcé los hombros, no con enojo, sino entendiendo lo que pasaba.

—Está bien —le dije—. La luz sabrá cuándo.

No fue una frase pensada. Fue lo único verdadero que había en ese momento.

Esa noche, mientras la ciudad seguía rompiéndose afuera, Kaito durmió con la linterna apoyada en la mesa. No encendida. Presente. Y, en medio del ruido del mundo, esa pequeña promesa de luz fue suficiente.

La oración en medio y las celebraciones

Otro día extraño por lo tranquilo. De esos previos a Fiestas Patrias en que el hospital parece contener la respiración. Afuera ya se veían algunas banderas colgadas antes de tiempo; adentro, los pasillos estaban más silenciosos de lo habitual, como si la ciudad hubiera decidido enfermar menos por unas horas.

En la 318 estaba Carolina, dieciséis años, sentada muy derecha al lado de la cama de su padre. Tenía el celular en la mano, no para escribir, sino para buscar. Insistía en que su papá no podía irse sin los salmos. No sabía el número exacto. Nunca lo había sabido. Pero encontraba uno que sonaba a despedida y se aferraba a ese sonido como a una baranda.

Lo leía despacio, sin impostar la voz, sin levantarla. No como quien declama, sino como quien habla al oído. A veces se detenía. Respiraba. Volvía a empezar.

—El Señor es mi pastor... —decía, y la frase quedaba suspendida en la pieza, sin apuro.

Su padre ya no tenía fuerzas para responder. La respiración era corta, irregular. Pero sus manos —esas manos grandes, gastadas, de trabajo— empezaron a aflojarse. Los dedos, que habían pasado años apretando herramientas, sosteniendo cosas pesadas, se relajaban de a poco sobre la sábana.

Carolina no lo notó de inmediato. Siguió leyendo. No buscaba un efecto. Buscaba acompañar. Yo estaba ahí, de pie, al fondo de la pieza. No tenía nada que administrar en ese momento. Ningún fármaco que ajustar, ningún parámetro que corregir. Mi trabajo era otro: cuidar que ese espacio no se rompiera. No interrumpir. No traducir. No explicar.

La oración no pretendía convencer a nadie. No intentaba cambiar el desenlace. Hacía algo más humilde y profundo: ordenaba el miedo, le daba una cadencia, una forma respirable.

Cuando Carolina terminó, no cerró con «amén». Bajó el teléfono. Se quedó en silencio. Apoyó la mano sobre la de su padre. No para despertarlo, no para retenerlo. Para estar. Nadie habló de Dios en voz alta. Nadie pidió nada.

La escena no necesitaba interpretación. Solo presencia.

Salí despacio, como se sale de una casa donde alguien duerme. Pensé, una vez más, que en el final de la vida hay gestos que no se enseñan en la universidad y que, sin embargo, son profundamente terapéuticos. Que a veces, lo más médico que uno puede hacer es no hacer, y sostener el silencio para que una oración —o una voz querida— haga lo que tenga que hacer.

La Isla y sus historias

Me transporto a otro día, aún con ese verso de la historia anterior rondándome en la cabeza, y en la 321 escucho un murmullo distinto: no es rezo, es un canto suave, con palmas tímidas y cadencia antigua. La familia vino de lejos, con una lengua que no entiendo del todo, pero la música la entiendo perfectamente. El nieto me dice en voz baja:

—Para nosotros, los que se van no desaparecen. Se quedan cerca.

Nadie corrige a nadie; no hay debate sobre teología. Solo hay pertenencia. Un hilo que no se ve, pero une, como si las generaciones fueran cuerdas tensadas en el mismo instrumento.

Tiempo y despedida

A veces la noche trae recuerdos que no son míos. Recuerdo cuando un colega antropólogo me mostró, hace años, unas fotos de Toraja, en Indonesia: la casa abierta, la despedida que dura meses, los cuerpos como huéspedes de honor, el tiempo sin prisa. Pensé que aquello me habría resultado imposible en este pasillo rápido, con sus horarios, consentimientos y planillas. Pero esta noche, sin búfalos ni tambores, sin nombres exóticos, una familia hace algo parecido: le da tiempo al tiempo. No apuran la palabra «final». La dejan entrar por partes, como quien aprende a pronunciar un idioma difícil.

Tengo sueño, pero también tengo miedo

Otro día, me llaman desde la 314. Andrea. Tiene insomnio desde hace semanas y una ansiedad que se enciende cada vez que la habitación queda completamente a oscuras. No es dolor lo que la despierta, ni falta de aire. Es ese momento exacto en que la luz se apaga y el silencio se vuelve demasiado grande.

Cuando entro, la encuentro sentada en la cama, con los ojos abiertos, fijos en la puerta cerrada. La hija está en una silla, agotada, sin saber ya qué hacer. Andrea me dice —rápido, como si temiera que la noche la alcance antes de terminar la frase— que no puede dormir, que cuando apagan todo siente que «se queda sola de golpe», aunque sepa que hay gente cerca.

Ajusto la medicación, sí. Reviso dosis, tiempos, lo que corresponde hacer. Pero sé que eso no va a alcanzar. Hay un miedo que no se calma solo con fármacos.

Entonces propongo algo simple:

—¿Les parece que dejemos la puerta un poco abierta y pongamos música muy bajita?

No lo digo como indicación. Lo digo como invitación.

La enfermera, que estaba entrando con discreción, asiente antes de que la familia responda. Ya lo había pensado. Sin nombrarlo, había creado —noche tras noche— un pequeño rito para esa familia. La puerta entreabierta. La radio en volumen mínimo. Una presencia audible, no invasiva.

La música no es especial. Una canción lenta, conocida, de esas que no exigen atención. La luz del pasillo entra lo justo para que la habitación no desaparezca del todo. Andrea exhala largo. Sus hombros bajan apenas, como si algo aflojara.

—Así está bien —dice—. Así sé que alguien puede entrar.

No pide que entren. No pide que se queden. Pide que sea posible.

La hija se levanta y acomoda la frazada. No habla. Tampoco llora. Solo se queda ahí, un poco más tranquila. Yo no explico nada. No hace falta hablar de ansiedad anticipatoria ni de insomnio reactivo. El cuerpo de Andrea ya está entendiendo algo más básico: que la noche no es un abandono.

Antes de irme, la enfermera me dice en voz baja:

—Con ella funciona siempre así.

Asiento. No lo anoto como protocolo. No lo transformo en indicación formal. Lo dejo donde pertenece: en el territorio de las cosas que funcionan porque reconocen lo humano.

Al salir, pienso que algunas personas no duermen porque necesitan silencio absoluto, sino porque necesitan saber que no están solas en la oscuridad. Que el alivio, muchas veces, no está en apagar el miedo, sino en ponerle un borde, una luz mínima, una puerta que no se cierra del todo.

Esa noche, Andrea duerme. No profundamente. No sin despertares. Pero duerme. Y, en cuidados paliativos, a veces eso ya es mucho: que la noche no sea una amenaza, sino un tiempo habitable.

En cuidados paliativos, muchas veces lo más terapéutico no es intervenir, sino crear las condiciones para que el miedo tenga menos espacio.

Entre pieza y pieza, recuerdo que no hay forma correcta de despedirse. Hay formas que calzan en cada historia. He visto altares improvisados que olían a pan y a tinta fresca; he visto linternas que nunca se encendieron, pero igual guiaron; he visto salmos susurrados entre ruidos de monitores; he visto cantos viejos en lenguas que no conozco; he visto respiraciones acompasadas como único idioma común. He visto —sobre todo— que, cuando la familia encuentra su gesto, baja un poco el miedo y la habitación se parece menos a un lugar de tránsito y más a un lugar habitado.

Pienso en cuántas noches me ha tocado ser testigo de ritos sin título: una taza de té que se comparte hasta el final, un pañuelo doblado que pasa de mano en mano, una foto apoyada en la baranda, una palabra que se repite como mantra mínimo —«aquí»—, un gracias dicho a destiempo que igual llega.

No sé si algún día podré explicar del todo cómo convivimos con la muerte sin que se nos caiga el techo encima. Lo que sí sé es que los ritos —con nombre antiguo o sin nombre— nos enseñan a no desarmarnos por completo. No arreglan el desenlace.

Hacen algo más modesto y verdadero: le dan forma al amor cuando ya no sabemos cómo sostenerlo.

A veces me preguntan cuál es el rito «adecuado». No tendré nunca esa respuesta. Lo único que devuelvo, una y otra vez, es la misma idea: lo reparador no es lo correcto según un manual, sino lo que honra la vida vivida y acompaña a quienes siguen. A veces será una flor que no es la original, a veces una linterna que espera encenderse, a veces una oración, a veces un canto, a veces un silencio entero. Y a veces seremos nosotros, con las manos en los bolsillos para no invadir, cuidando que el espacio no se rompa.

No hay forma correcta. Hay presencias verdaderas. Con eso, esta noche alcanza. Y, a veces, alcanzar es suficiente.

El regalo que no tuve

Mi historia con la muerte que más he lamentado se resume así: la muerte más difícil de mi vida profesional —y de mi vida a secas— no fue la de un paciente complejo ni la de una familia en crisis. Fue la de mi madre.

Murió hace aproximadamente un año, en Ecuador, después de una demencia fulminante que la fue borrando a una velocidad que todavía me cuesta nombrar. Yo, que acompaño finales de vida y que he aprendido a leer signos, tiempos y silencios, me vi convertido en algo mucho más torpe: un hijo intentando rescatar a su madre del lugar donde la enfermedad la iba escondiendo.

Durante ese año, viajé varias veces para verla. La última vez que la vi consciente, y que me reconocía de verdad, fue en marzo de 2025. En esa visita hubo algo de lo cotidiano que uno da por garantizado hasta que deja de existir: su manera de mirarme, de contradecirme, de decir mi nombre con esa mezcla de cariño y autoridad que solo una madre puede sostener. Después de eso seguimos hablando por videollamada. A veces discutíamos —como siempre, como toda vida en realidad—, pero incluso en el desacuerdo había amor. Un amor imperfecto, sí, pero amor al fin.

Y, sin embargo, cuando la enfermedad avanzó, mi madre se volvió mi peor paciente. No porque quisiera serlo. Porque ya no podía. Porque su mente no habitaba el mismo mundo. Porque no tomaba lo que le indicaban, o lo tomaba mal, o lo rechazaba, o simplemente olvidaba. Yo me escuchaba hablar como médico, pero por dentro yo no era médico: era hijo. Y esa mezcla es una de las cosas más dolorosas que existen: tener conocimiento, tener lenguaje, tener herramientas... y no poder evitar lo esencial.

Poco a poco mi madre empezó a perderse entre su enfermedad y sus dolores. Y yo empecé a vivir una experiencia que en la clínica veo a diario, pero que jamás había sentido en carne propia: la pérdida en cámara lenta. El duelo anticipado que no se anuncia con una fecha, sino con pequeños derrumbes: una palabra que ya no encuentra, una historia que se corta, una cara que te mira sin alcanzarte.

En julio de ese año volví a Ecuador. Y ahí ocurrió algo que todavía me parte por dentro: ya no me reconoció. No fue un olvido amable. Fue una ausencia. Una especie de puerta cerrada desde adentro. Yo estaba frente a ella, con mi misma voz, mi misma cara, mi misma historia... y, sin embargo, yo era un extraño. La enfermedad no solo le había robado recuerdos: nos había robado una forma de relación.

El día que me tocaba volver a Santiago, me quedé con una escena clavada en mi cabeza. Al salir de la casa, ella me miró —me miró de verdad, como si por un instante me reconociera— y me dijo:

—Me dijiste que te ibas a quedar aquí.

No era una frase lógica. Era una frase de abandono. Y aunque yo podía explicarla desde la neurología, por dentro me golpeó donde golpean las cosas que no son clínicas. Se me partió el alma. Fue lo último que me dijo mirándome a la cara. Fue nuestra última frase «de frente». Después de eso ya no hubo un diálogo posible. Hubo presencia, sí. Hubo cuidado. Pero ya no hubo esa reciprocidad que uno cree necesitar para despedirse.

Y lo más duro es esto: no hubo despedidas. No hubo ese último abrazo consciente. No hubo la última bendición de madre a hijo. No hubo el cierre que uno imagina cuando ha acompañado tantos cierres ajenos. En mi trabajo he visto cómo una conversación a tiempo protege biografías, ordena el miedo, permite decir «perdón», «gracias», «te amo», «está bien descansar». Con mi madre, esa parte se me quedó incompleta. No porque no hubiera amor, sino porque la enfermedad llegó primero.

A mediados de agosto de 2025, saliendo de turno, recibí la llamada de mi papá: había muerto mi mamá. La noticia llegó como llegan muchas muertes hoy: por teléfono, en medio del inicio —o, para mí, del fin— de una jornada, entre el ruido del mundo. Fue extraño —y brutal— constatar que, mientras yo ayudaba a otros a morir mejor, mi madre había muerto lejos, sin que yo pudiera sostener su mano en el último tramo. Sin que su gordo estuviese a su lado.

Durante un tiempo me repetí una frase que duele por lo precisa: no protegí nuestras biografías. No cuidé esa despedida como he intentado cuidar tantas otras. «Se apagó» y no hubo un adiós. Y aunque no me siento culpable —porque entiendo lo que la enfermedad hace, entiendo los límites, entiendo lo que es humanamente posible— sí he sufrido. Y, en ocasiones, lo sigo haciendo.

Con la muerte de mi madre confirmé algo que ya sabía, pero que solo se aprende del todo cuando te atraviesa: no hay manera de «superarlo» como si se tratara de un obstáculo. Hay, a lo más, una forma de aprender a vivir con ello. El tiempo no borra; reordena. El dolor no desaparece; cambia de textura. Se vuelve menos filoso algunos días, vuelve a cortar en otros. Y uno aprende, lentamente, a seguir caminando con esa herida sin que lo ocupe todo.

En el fondo, la muerte de mi madre me marcó para que continúe siendo el tipo de profesional que yo digo que debemos ser y el que mi madre soñó que yo fuera: uno que no habla desde arriba. Uno que sabe que el paciente no es un caso y que la familia no es «difícil», sino asustada. Uno que entiende que el miedo no siempre pide medicación: a veces pide permiso, presencia, verdad proporcional. Y también me recordó que la medicina no nos libra de lo humano; solo nos entrena para acompañarlo.

Por eso, cuando hoy le digo a una familia: «Disfruten lo que queda», no estoy haciendo poesía. Estoy intentando ahorrarles una herida evitable. Cuando les digo «abrácense, díganse lo que tienen que decirse, cierren capítulos, no dejen nada en el supuesto», se los digo con una doble voz: la del médico y la del hijo. Y cuando agrego —a veces con un humor triste— «ámense tanto que el mundo tenga envidia», muchas veces no solo se lo digo a ellos. Me lo digo a mí. Se lo digo a ese yo que no tuvo la oportunidad.

Y aquí aparece la fe. No una fe ingenua, no una fe de consuelo rápido. La muerte de mi madre no me dejó una espiritualidad de postal; me dejó preguntas. Pero también me dejó una convicción sobria: Dios no siempre explica, pero puede sostener. La fe no borró la ausencia. No me devolvió el último abrazo. Pero me permitió creer —sin cerrar los ojos a la realidad— que el amor no se extingue con la muerte. Que cambia de forma. Que se vuelve memoria viva, herencia moral, presencia interior. Que se vuelve, incluso, responsabilidad.

He aprendido que el adiós que no ocurrió en palabras puede ocurrir de otro modo: en el modo en que vivo, en el modo en que cuido, en el modo en que digo la verdad sin romper, en el modo en que pongo límites sin abandonar. En cuidados paliativos repetimos una promesa que no es técnica, sino humana: «Yo te voy a acompañar hasta cuando tú ya no estés; ese es mi compromiso».

Con mi madre no pude estar como habría querido. Pero esa frase —que tantas veces he dicho en una cama ajena— se volvió también un modo de honrarla a ella: acompañar a otros como me habría gustado acompañarla; no para pagar una deuda, sino para transformar el dolor en cuidado.

Mi esperanza, entonces, no es «estar bien» como antes. Es otra. Es más pequeña y real: que el amor no quede estéril. Que lo que no alcancé a decir no se convierta en amargura, sino en una manera más consciente de vivir y de cuidar. Que el final, aunque incompleto, no destruya lo vivido. Que mi madre —con su historia, sus diferencias conmigo, su carácter, su amor imperfecto— siga teniendo un lugar en mí que no me paralice, sino que me humanice.

Porque quizá eso es lo único que uno puede prometerse después de una pérdida así: no que el dolor se vaya, sino que el dolor no sea lo único que tenga la palabra.

No tengo la última bendición que quise, pero tengo algo que nadie me puede quitar: el amor que recibí. Y con ese amor —herido, pero real— sigo aprendiendo a cuidar.

Segunda parte

Acompañar y humanizar

4. Ética y dignidad: el derecho a morir bien

La ética del final de la vida se resume en tres verbos: respetar, aliviar, no abandonar. Respetar la autonomía (decisiones informadas, voluntades anticipadas), aliviar el sufrimiento (dolor total: físico, emocional, espiritual) y garantizar que nadie muera solo por desidia. Los cuidados paliativos no son renuncia: son resistencia humanizada.

Una transición armoniosa

Cuando conocí a Manuel, no tuve que mirar exámenes ni imágenes para entender que estaba cansado. Había aprendido, con los años, que el cuerpo habla antes que los papeles, y el suyo hablaba con claridad: respiraciones más lentas, gestos contenidos, una forma particular de sostener la mano de su esposa, como quien no quiere retener, sino simplemente permanecer.

Tenía sesenta y ocho años, un cáncer avanzado y una lucidez serena que no siempre se ve en quienes llegan al final. Lo acompañaban su esposa y sus dos hijos. La habitación estaba en silencio. No un silencio incómodo, sino uno expectante, lleno de palabras que todavía no encontraban forma. Me presenté como siempre lo hago, con calma, sin apuro. Sabía que ese primer encuentro marcaría el tono de todo lo que vendría después.

Hablé despacio. Expliqué dónde estábamos, qué podíamos ofrecer y, sobre todo, qué no tenía sentido seguir intentando. No hablé de derrota. Nunca lo hago. Hablé de cuidado, de alivio, de acompañamiento, de dignidad. Mientras hablaba, observaba. El hijo mayor me miraba con atención tensa; el menor evitaba mi mirada. La esposa no decía nada, pero no soltaba la mano de Manuel.

Fue él quien rompió el silencio.

—Doctor —me dijo—, yo ya entendí. Sé que esto no se va a revertir. No quiero seguir peleando con algo que me está ganando. Lo único que quiero es no sufrir... y que ellos estén bien cuando yo ya no esté.

Esa frase, tan simple y profunda, ordenó todo. Cuando un paciente logra poner en palabras lo esencial, el trabajo del médico deja de ser confuso. Ya no se trata de decidir por él, sino de caminar con él.

Acordamos un plan juntos. Control estricto del dolor, acompañamiento continuo, comunicación honesta. Les expliqué que la muerte no suele llegar como un golpe seco, sino como una marea que sube lentamente. Que nuestro objetivo sería permitir que ese proceso ocurriera sin angustia, sin sobresaltos, sin sufrimiento innecesario. Les dije algo que repito con frecuencia: no siempre podemos cambiar el desenlace, pero casi siempre podemos cambiar la forma de llegar a él.

Los días que siguieron fueron sencillos. Y en esa sencillez había una belleza particular. Manuel dormía más, hablaba menos, pero cuando lo hacía era para cosas importantes. Un día pidió que apagáramos la televisión. Otro, que abrieran la ventana para sentir el aire frío de la mañana. A veces quería silencio; otras, que alguien se sentara a su lado sin decir nada. Su esposa se recostaba junto a él cada tarde, como lo había hecho durante años, repitiendo un gesto que el cuerpo conoce mejor que la memoria.

Los hijos aprendían, sin que nadie se lo enseñara, que estar presentes no siempre significa hacer algo. Aprendían a tolerar el silencio, a sentarse, a acompañar sin intervenir. Aprendían, quizás por primera vez, que el amor también se expresa dejando ser.

Una tarde, Manuel me pidió que me quedara un poco más después de la visita. Su voz estaba más baja.

—¿Sabe qué es lo que más me cuesta, doctor? —me dijo—. No irme. Lo que me duele es sentir que dejo cosas inconclusas.

Hablamos entonces de lo que queda por decir cuando el tiempo se acorta. De los perdones que no siempre llegan solos. De los agradecimientos que damos por obvios hasta que ya no lo son. Le propuse algo que he visto aliviar muchas cargas: decir en voz alta aquello que el corazón ya sabe, aunque el otro también lo sepa. No como despedida dramática, sino como un acto de honestidad.

Esa noche habló con cada uno de ellos. No fue una conversación larga. No necesitaba serlo. Fue suficiente.

A medida que su cuerpo se debilitaba, el equipo ajustaba cuidadosamente la medicación. El dolor estaba controlado. La respiración, acompañada. No había angustia. No había urgencias innecesarias. Había tiempo. Y cuando hay tiempo, puede haber paz.

La familia también comenzó a transformarse. Al inicio preguntaban cuánto faltaba. Luego dejaron de hacerlo. Aprendieron a vivir el día a día, incluso hora por hora. Comprendieron que el final no es una fecha, sino un proceso. Un proceso que, bien acompañado, puede ser profundamente humano.

Una mañana, al entrar a la habitación, supe que algo había cambiado. Manuel ya no respondía a la voz como antes. Respiraba lento, profundo. Su esposa me miró y no preguntó nada. No hacía falta. Le expliqué, con palabras simples, que el cuerpo estaba comenzando a despedirse. Que no era doloroso. Que no estaba solo.

—¿Puedo decirle que se vaya tranquilo? —me preguntó.

Asentí.

Ese gesto, tan simple y enorme, es uno de los regalos más grandes que una persona puede recibir al final de la vida. Ella se inclinó hacia él y le habló al oído. No escuché las palabras exactas, pero sí el tono: amor, gratitud, permiso. Los hijos se acercaron. No hubo llanto desesperado. Hubo lágrimas, sí, pero también una calma extraña, como si todos, de algún modo, supieran que aquello estaba bien.

Horas después, Manuel dejó de respirar. Sin lucha. Sin sobresaltos. Sin dolor.

El silencio que quedó no fue el mismo del primer día. Ya no era expectante; era pleno. Un silencio que no asusta, que acompaña. Me quedé unos minutos más. No como médico, sino como testigo. Les dije lo que muchas veces digo en esos momentos: que había tenido una buena muerte. No porque la muerte sea buena, sino porque habíamos logrado que fuera digna. Que se había ido en paz. Que eso importa.

Al salir de la habitación pensé, una vez más, en algo que guía mi trabajo y que repito a menudo: la medicina no fracasa cuando deja de curar. Fracasa cuando abandona. Acompañar a Manuel y a su familia no fue una derrota. Fue, quizás, una de las expresiones más nobles de lo que significa cuidar.

Porque cuando ya no podemos cambiar el final, todavía podemos humanizar el camino. Y cuando el camino está cuidado, a veces, la muerte deja de ser un enemigo y se convierte en lo que siempre ha sido: una transición. Una transición armoniosa entre la vida que fue y el amor que queda.

5. El paciente terminal y su mundo emocional

El mapa emocional del enfermo al final de la vida combina miedo, rabia, negociación, tristeza y, a veces, paz. El trabajo clínico es distinguir miedos al dolor, a la soledad, a perder el control o a ser una carga. La intervención más poderosa, muchas veces, es la presencia radical: estar sin agenda, escuchar sin corregir, tocar con permiso.

El territorio invisible

Hay un momento en la enfermedad terminal en que el cuerpo empieza a callar, pero el mundo emocional se vuelve ensordecedor. Lo he visto muchas veces. Cuando conocí a Teresa, su cuerpo ya hablaba poco, pero su interior estaba lleno de preguntas.

Tenía setenta y dos años y un cáncer avanzado que ya no respondía a tratamientos. Había pasado por múltiples cirugías, quimioterapias y hospitalizaciones repetidas. Llegó a cuidados paliativos no derrotada, sino agotada. Esa diferencia es importante. El agotamiento no es rendición; es el reconocimiento honesto de los propios límites.

La primera vez que entré a su habitación, me pidió que cerrara la puerta. No quería interrupciones. Me senté a su lado y esperé. Aprendí hace tiempo que el silencio inicial suele ser más revelador que cualquier pregunta.

—Doctor —me dijo finalmente—, yo no tengo miedo de morir... tengo miedo de cómo voy a morir.

Ahí estaba todo. Teresa no hablaba del fin, sino del proceso. No le aterraba la idea de dejar de existir, sino la posibilidad de perder el control, de sufrir, de convertirse en una carga. Ese es uno de los miedos más profundos del paciente terminal, aunque pocas veces se diga en voz alta.

Le expliqué con calma qué podíamos hacer. No prometí imposibles. Le prometí presencia. Le hablé del control de síntomas, del acompañamiento continuo, de la posibilidad de ajustar el plan según cómo se sintiera. Le dije algo que suelo decir cuando siento que el paciente necesita recuperar un poco de terreno:

—Aquí usted sigue teniendo voz. Y esa voz importa.

Sus hombros se relajaron apenas. A veces, el solo hecho de sentirse escuchado ya alivia.

Con el paso de los días, Teresa empezó a mostrar cambios. Dormía más, comía menos, hablaba con frases más cortas. Pero emocionalmente estaba más despierta que nunca. El proceso de morir, cuando se acompaña, suele abrir un espacio de lucidez brutal.

Una tarde me dijo:

—Siento que mi cuerpo ya no es mío. Todo me pasa sin preguntarme.

Ese sentimiento de pérdida de control es central en el mundo emocional del paciente terminal. El cuerpo deja de obedecer, las rutinas se rompen y la intimidad queda expuesta. Mi trabajo, en ese momento, no fue corregirla ni tranquilizarla con frases vacías, sino validar lo que sentía.

—Tiene razón —le respondí—. Y justamente por eso, vamos a cuidar lo que todavía sí es suyo: sus decisiones, sus tiempos, sus silencios.

Teresa empezó a hablar más. Del miedo a la noche. De la soledad que aparece cuando la habitación se apaga. De la culpa por el cansancio de su hija, que la acompañaba día y noche. De la rabia por no haber tenido más tiempo. Todas emociones legítimas, muchas veces contradictorias entre sí.

El mundo emocional del paciente terminal no es lineal. Puede haber aceptación y enojo el mismo día. Paz y angustia en la misma hora. Y eso no es patológico; es profundamente humano.

Una mañana, mientras ajustábamos la medicación para el dolor, Teresa me miró fijamente.

—¿Usted cree que uno se da cuenta cuando se está yendo?

La pregunta no era teórica. Era urgente.

—Algunas personas sí —le dije—. Otras no. Pero casi todas sienten cuando ya no quieren seguir luchando.

Asintió lentamente.

—Yo siento eso —me dijo—. Y me da miedo decirlo, porque parece que, si lo digo, decepciono a los demás.

Ahí aparece otro peso emocional frecuente: el paciente que siente que debe seguir «siendo fuerte» para tranquilizar a su familia. Como si su cansancio fuera una traición.

—Decir que está cansada no decepciona a nadie —le respondí—. Al contrario, nos permite cuidarla mejor.

Ese día hablamos de límites. De lo que todavía deseaba y de lo que ya no. Teresa pidió cosas simples: no más pinchazos innecesarios, no más explicaciones técnicas, música suave por la tarde, que no la despertaran de noche si no era indispensable. Pequeñas decisiones que le devolvían autonomía.

Su hija, al principio, tenía dificultades para aceptar algunos de estos pedidos. Quería hacer más. Decir más. Preguntar más. Era su forma de amar. Pero poco a poco entendió que amar también puede ser respetar el ritmo del otro, incluso cuando ese ritmo se desacelera.

Con el paso de las semanas, Teresa empezó a retirarse. No de las personas, sino del mundo. Hablaba menos, cerraba los ojos durante más tiempo. Su rostro, antes tenso, se fue suavizando. El cuerpo seguía deteriorándose, pero algo en ella parecía ordenarse.

Una tarde, me pidió que me sentara a su lado y me tomó la mano.

—Doctor —me dijo—, necesito saber una cosa. Cuando ya no pueda más… ¿usted va a estar?

No me preguntaba por una persona específica, sino por un rol. Por la certeza de no ser abandonada en el momento más vulnerable.

—Sí —le respondí—. Yo voy a estar. Y el equipo también. No se va a quedar sola.

Lloró. No de miedo, sino de alivio.

Cuando el dolor empezó a ser más difícil de controlar y la ansiedad apareció con más fuerza, volvimos a conversar. Le expliqué la posibilidad de sedación paliativa si el sufrimiento se hacía refractario. No como una amenaza, sino como una opción de cuidado.

—No quiero sufrir —me dijo—. Ya viví suficiente.

La decisión fue tomada con claridad. Sin apuro. Sin dramatismo. Su hija estuvo presente en cada conversación. Entendió que no se trataba de adelantar la muerte, sino de proteger a Teresa del sufrimiento innecesario.

La sedación comenzó de forma progresiva. Teresa se fue durmiendo poco a poco. Antes de cerrar los ojos definitivamente, murmuró:

—Gracias por no obligarme a ser fuerte hasta el final.

Su mundo emocional, tan activo durante semanas, empezó a aquietarse. El cuerpo descansaba. La respiración se volvió lenta. No había angustia. No había lucha.

Teresa murió dos días después, en calma. Su hija estaba a su lado. No hubo sobresaltos. No hubo urgencias. Hubo silencio, pero no vacío.

Al salir de la habitación pensé, una vez más, que el paciente terminal no solo enfrenta un deterioro físico. Enfrenta un terremoto emocional: miedo, culpa, rabia, tristeza, alivio, aceptación. Todo mezclado. Nuestro rol, como médicos paliativistas, no es ordenar ese caos, sino sostenerlo sin juzgarlo.

Acompañar el mundo emocional del paciente terminal no significa empujarlo hacia la aceptación ni exigir serenidad. Significa permitir que cada emoción tenga su lugar y que ninguna sea vivida en soledad.

Teresa no murió en paz porque no tuviera miedo. Murió en paz porque su miedo fue escuchado.

Y eso, en el final de la vida, lo cambia todo.

6. La familia frente a la muerte

Cuando un paciente entra en fase terminal, la familia completa enferma de incertidumbre. No es una metáfora: el sistema familiar pierde referencias, se altera el sueño, se desordena el lenguaje y se agudizan tensiones previas. Cada integrante intenta sostener algo que se mueve.

Las respuestas suelen repetirse —con variaciones— en casi todas las familias:

- Hiperactividad: llamadas constantes, listas, preguntas técnicas, búsqueda compulsiva de segundas opiniones. Hacer para no sentir.
- Parálisis: nadie decide, nadie pregunta, nadie quiere ser quien diga lo que todos intuyen.
- Huida: ausencias reiteradas, silencios prolongados, delegación total en otros, dificultad para estar en la habitación.

Nada de esto es patológico. Es miedo en acción.

Por eso, acompañar a la familia no consiste en ordenar conductas ni en exigir madurez emocional. Consiste en validar lo que aparece, poner palabras donde hay confusión y ofrecer un marco que devuelva algo de suelo.

Validar antes de explicar

Uno de los errores más frecuentes es responder a la angustia familiar solo con información. La información es necesaria, pero no alcanza si no va precedida de reconocimiento emocional.

Antes de explicar un pronóstico, suele ayudar algo tan simple como decir:

- «Esto que están viviendo asusta».
- «Es normal que no estén de acuerdo».
- «No tienen que resolver todo hoy».

Nombrar la emoción baja el volumen del conflicto, permite que la información entre sin arrasar.

Información clara, no brutal. La familia necesita entender qué está pasando, pero no en clave de tecnicismos ni de falsas certezas. La claridad que cuida es proporcional, situada, repetida si hace falta.

Decir la verdad no es decirlo todo de golpe. Es decir lo necesario para decidir mejor. Cuando la familia entiende que el foco ya no es «hacer más», sino cuidar mejor, muchas discusiones se reordenan solas. No desaparece el dolor, pero disminuye la confusión.

Los rituales de cierre: lenguaje simple para vínculos complejos

En algún momento —a veces temprano, a veces al final— aparece la pregunta silenciosa: ¿qué hacemos ahora con lo que no se dijo?

Aquí los rituales de cierre no son actos solemnes ni despedidas teatrales. Son frases humanas, dichas a tiempo, que ordenan el vínculo incluso cuando el desenlace no cambia.

He visto familias que no pudieron decir «te amo», pero sí «gracias por cuidarnos». Otras que no lograron pedir perdón, pero sí decir «está bien descansar». No es el contenido exacto lo que repara, sino la honestidad del gesto.

Francisco o el arte de acompañar hasta el final

A Francisco lo conocí en una sala de hospital, rodeado de máquinas que ya no tenían mucho que ofrecerle y de una familia que, en cambio, lo había dado todo. Tenía un retraso mental desde la infancia y una vida marcada por la dependencia, pero también por una forma de estar en el mundo que muchas veces he visto desaparecer antes que el cuerpo: una confianza simple, casi desarmante, en quienes lo cuidaban.

Tenía un hepatocarcinoma en etapa IV. El diagnóstico ya no dejaba espacio para expectativas curativas. Ingresó por una colangitis severa, con fiebre alta, dolor abdominal y un cuerpo agotado por una enfermedad que llevaba meses avanzando en silencio. Desde el punto de vista médico, el camino estaba claro. Desde el punto de vista humano, recién comenzaba.

Sus padres bordeaban los noventa años. Ambos pequeños, frágiles, con ese cansancio que no es solo físico, sino vital. Lo habían cuidado toda la vida. Francisco había sido siempre «el hijo que se queda», el que no se va, el que necesita. Y ahora, la vida les pedía algo que ningún padre está preparado para entregar: acompañarlo en su muerte.

La hermana estaba ahí también. Más joven, más lúcida, sosteniendo a los padres como había sostenido tantas veces a su hermano. Era evidente que ella entendía mejor la gravedad del cuadro, pero no por eso sufría menos. A veces, comprender más solo hace que el dolor sea más consciente.

Cuando entré a la habitación por primera vez, vi a Francisco inquieto. No comprendía del todo lo que ocurría, pero su cuerpo sí lo sabía. Gemía, se movía, buscaba con la mirada. El dolor y la infección lo habían desbordado. Lo primero fue aliviar. Siempre es lo primero. El alivio no es un lujo; es un deber.

Una vez que estuvo más tranquilo, me senté con la familia. Me senté. No me paré para hablar desde arriba. Me senté a la altura de sus ojos, porque hay conversaciones que solo se pueden tener así.

Les expliqué con palabras simples dónde estábamos. Que la infección era grave. Que el cáncer estaba muy avanzado. Que no había tratamientos que cambiaran el curso de la enfermedad. Vi cómo los padres se tomaban de las manos. No lloraban. A veces, a esa edad, el llanto ya no sale como antes. El dolor se vive hacia adentro.

—Doctor —me dijo el padre, con una voz que todavía me acompaña—, nosotros solo queremos que no sufra. Francisco ya ha sufrido mucho en la vida.

Esa frase, dicha sin reproche y sin dramatismo, fue suficiente para ordenar todo.

Hablamos entonces de cuidados paliativos. De control de síntomas. De acompañamiento. Y finalmente, de la posibilidad de sedación paliativa si el sufrimiento se volvía refractario. La palabra «sedación» siempre genera temor. Incluso en familias informadas. Más aún en padres que ya han vivido demasiado como para querer más confusión.

Me tomé el tiempo. Les expliqué que sedar no era «apurar» la muerte. Que no era abandonarlo. Que no era dejar de cuidarlo. Al contrario: era cuidarlo cuando nada más podía aliviarlo. Que la sedación era una forma de respeto, no de renuncia. Que Francisco no iba a sentir dolor. Que no iba a estar solo. Que ellos podrían estar con él.

Los padres escuchaban con atención absoluta. Asentían lentamente, como quien va comprendiendo no solo con la cabeza, sino con el corazón.

—¿Y él... se va a dar cuenta? —preguntó la madre.

—No —le respondí—. Su cuerpo se va a ir apagando de a poco, como cuando uno se queda dormido. No hay angustia. No hay dolor. Hay descanso.

La palabra descanso pareció tranquilizarlos.

Decidimos avanzar. La infección no cedía. El dolor reaparecía. Francisco volvía a agitarse. Ajustamos la medicación. Comenzamos la sedación de manera progresiva. Nada brusco. Nada apresurado. Como todo en paliativos, escuchando al cuerpo.

Con el paso de las horas, Francisco se fue calmando. Su respiración se volvió más regular. Sus músculos dejaron de tensarse.

El gesto de su rostro, que antes estaba contraído, se suavizó. Era como si, por primera vez en mucho tiempo, su cuerpo pudiera descansar de verdad.

Los padres no se movían de su lado. Le hablaban. Le tomaban la mano. No sabían si los escuchaba, pero eso no era lo importante. Lo importante era que ellos necesitaban decirle que estaban ahí.

La hermana se turnaba para acompañarlos. Les llevaba agua. Les acomodaba las sillas. Les decía, en voz baja, que todo estaba bien. Yo entraba varias veces al día. No solo a revisar parámetros, sino a mirar, a estar, a confirmar que el proceso seguía siendo tranquilo.

Hubo un momento especialmente delicado. El padre me tomó del brazo cuando salía de la habitación.

—Doctor —me dijo—, gracias por explicarnos. Si usted no nos hubiera hablado así, esto habría sido mucho más terrible.

No supe qué responder. A veces, el agradecimiento pesa más que cualquier reconocimiento formal. Le apreté el brazo y asentí. En realidad, yo también estaba agradecido. A ellos. Por confiar. Por amar tan bien.

Francisco pasó dos días en sedación. No hubo sobresaltos. No hubo crisis. Su cuerpo se fue apagando de a poco, como una vela que se consume sin viento. La mañana en que murió, la habitación estaba en silencio. Un silencio distinto. Sereno. Los padres estaban a cada lado de la cama. La hermana, detrás de ellos.

Cuando confirmé el fallecimiento, no hubo gritos. No hubo descontrol. Hubo llanto contenido, sí. Pero también una calma profunda, casi desconcertante. La madre besó la frente de Francisco. El padre cerró los ojos unos segundos. La hermana los abrazó.

—Se fue tranquilito —dijo la madre, casi para sí misma.

—Sí —le respondí—. Se fue en paz.

Me quedé unos minutos más. No como médico, sino como ser humano. Pensé en Francisco. En su vida dependiente. En sus padres ancianos. En lo injusto que puede parecer todo esto si uno lo mira desde la lógica de la productividad o la autonomía. Y pensé también en algo que a veces olvidamos: la dignidad no depende de la independencia, sino del cuidado.

Acompañar a Francisco hasta el final no fue un acto técnico. Fue un acto profundamente ético. Fue entender que incluso —y quizás especialmente— en la fragilidad intelectual, el sufrimiento es real y merece ser aliviado. Que incluso cuando la persona no puede comprenderlo todo, el cuerpo sí siente, y el cuerpo también merece descanso.

Ese día confirmé, una vez más, algo que guía mi práctica: la sedación paliativa, bien indicada y explicada, no quita humanidad; la devuelve. Permite que la muerte no sea un acto violento, sino un cierre. Un cierre en calma.

Francisco no murió solo. Murió acompañado, querido, respetado. Sus padres, a pesar de su dolor, encontraron tranquilidad al entender lo que estaba pasando. Y yo, como médico, volví a recordar que cuando ya no podemos curar, todavía podemos hacer algo inmenso: cuidar bien hasta el final.

Eso, para mí, es lograr una transición armoniosa entre la vida y la muerte.

7. El equipo de salud: más que batas blancas

Paliativos es un trabajo coral: enfermería (vigilancia compasiva), kinesiología (respiración y confort postural), terapia ocupacional (rutinas significativas), trabajo social, psicología, capellanía y voluntariado. El mejor protocolo fracasa si olvida la presencia.

Más que batas blancas

Hay una idea muy extendida sobre el trabajo en salud, especialmente en el final de la vida: que el médico es el centro, el que decide, el que conduce. Con los años, he aprendido que esa idea no solo es falsa, sino peligrosa. En cuidados paliativos, nadie sostiene solo. Nadie debería hacerlo.

Recuerdo especialmente a Elena. No por la complejidad de su diagnóstico, sino por lo que su proceso reveló sobre el equipo que la acompañó. Tenía un cáncer avanzado, un cuerpo frágil y una lucidez que se mantenía intacta incluso cuando el dolor amenazaba con desbordarlo todo. Llegó a nuestra unidad luego de semanas difíciles, con hospitalizaciones repetidas y una familia agotada.

Desde el primer día quedó claro que este no sería un acompañamiento individual, sino profundamente colectivo.

La primera en darse cuenta fue la enfermera del turno de noche. No porque yo se lo dijera, sino porque ella vio lo que nadie más había visto: que Elena se angustiaba cuando la habitación quedaba en silencio absoluto. No lo decía, no lo pedía, pero su respiración cambiaba, su cuerpo se tensaba. Esa noche, la enfermera dejó la puerta entreabierta y entró varias veces, solo para acomodarle la manta o humedecerle los labios. No habló de más. No explicó nada. Estuvo.

Al día siguiente me lo comentó en el pasillo, como quien comparte algo obvio.

—Doctor, anoche estaba más tranquila cuando sabía que alguien podía entrar.

Ese tipo de observaciones no aparecen en los exámenes, pero son fundamentales para el cuidado. Ajustamos el plan. Dejamos una luz tenue encendida por las noches. Cambiamos rutinas. La angustia disminuyó notablemente. No fue una intervención farmacológica. Fue atención humana.

El kinesiólogo comenzó a trabajar con ella en la respiración. No para rehabilitarla —sabíamos que eso ya no era posible—, sino para devolverle una sensación mínima de control. Le enseñó a acomodarse mejor, a encontrar posturas que aliviaran la disnea, a no luchar contra cada inspiración. La familia observaba en silencio. Aprendía. Descubría que incluso cuando el cuerpo se apaga, todavía hay cosas que se pueden hacer para aliviar.

La terapeuta ocupacional fue quien hizo la pregunta que nadie más había hecho:

—¿Qué cosas le dan sentido a su día?

Elena respondió sin dudar:

—Escuchar música... y sentir el sol.

Parece simple. Pero no siempre lo es en un hospital. Reorganizaron la habitación. Cambiaron la posición de la cama. Buscaron una lista de reproducción que ella eligió con cuidado. La música comenzó a sonar cada tarde. El rostro de Elena cambiaba apenas. Lo suficiente para saber que algo importante estaba ocurriendo.

El equipo de psicología se acercó a la familia. No para patologizar el dolor, sino para legitimarlo. La hija mayor se sentía culpable por desear que todo terminara pronto. El hijo menor no podía entrar a la habitación sin llorar. Ambos creían que algo estaba mal en ellos. La psicóloga les dijo algo que muchas veces es liberador:

—No hay una forma correcta de vivir esto. Hay muchas. Y todas son válidas.

Mientras tanto, yo hacía mi parte. Ajustaba medicación, explicaba procesos, traducía lo médico a un lenguaje comprensible. Pero cada vez me quedaba más claro que mi rol no era central, sino articulador. Yo no era quien más tiempo estaba con Elena. No era quien la tocaba con mayor frecuencia. No era quien mejor conocía sus silencios. Mi responsabilidad era asegurar que todo ese entramado funcionara en armonía.

Hubo un momento clave. Elena comenzó a expresar miedo. No al dolor, que estaba bien controlado, sino a «ahogarse» al final. Es un temor frecuente, profundamente corporal. Lo hablamos. Le expliqué qué podía pasar y qué no. Le hablé de la posibilidad de sedación paliativa si la disnea o la angustia se volvían refractarias. No como una amenaza, sino como una red de seguridad.

La enfermera estaba presente en esa conversación. El kinesiólogo también. La psicóloga tomó nota de las palabras exactas que Elena usaba. El equipo completo escuchaba. No interrumpían. Sabían que ese momento importaba.

Cuando llegó el momento de iniciar la sedación, nada fue abrupto. Nada fue solitario. La enfermera explicó cada paso con una delicadeza admirable. El kinesiólogo ajustó la posición del cuerpo. La terapeuta ocupacional retiró estímulos innecesarios y dejó solo la música que Elena había elegido. La familia estaba ahí. Nadie fue excluido.

Elena se fue durmiendo de a poco. Su respiración se hizo más lenta. Su cuerpo dejó de tensarse. El rostro, que había estado marcado por semanas de esfuerzo, se suavizó. La hija tomó su mano. El hijo se sentó al otro lado de la cama. Nadie dijo «ahora sí». No hacía falta.

Durante las horas siguientes, el equipo siguió entrando. No por protocolo, sino por cuidado. Revisaban, ajustaban y acompañaban. A veces solo se quedaban unos segundos, observando. Hay una forma de mirar que también cuida.

Cuando Elena murió, lo hizo en calma. Sin sobresaltos. Sin lucha. El equipo completo pasó por la habitación en distintos momentos. No para «cerrar casos», sino para despedirse. Porque cuando se acompaña de verdad, el vínculo también existe para quienes cuidan.

Al salir, pensé en algo que he confirmado una y otra vez: la humanización del final de la vida no es una cualidad individual; es una cultura de equipo. No se trata de héroes solitarios ni de médicos iluminados. Se trata de personas que, desde distintos roles, eligen no endurecerse, no automatizarse, no esconderse detrás de la bata.

Las batas blancas sirven para identificarnos. Pero no son lo que sostiene. Lo que sostiene es la capacidad de mirar al otro como alguien que importa, incluso cuando ya no hay nada que curar.

Ese día, el equipo volvió a sus rutinas. Nuevos pacientes. Nuevas familias. Nuevos dolores. Pero algo quedaba. Siempre queda. Una certeza compartida: que cuando trabajamos juntos, con respeto y humildad, el final de la vida puede ser menos cruel.

Y que, en ese proceso, el equipo de salud no es un conjunto de funciones, sino una comunidad de cuidado. Más que batas blancas. Mucho más.

8. Comunicación honesta: verdad sin perder la esperanza

Dar malas noticias no es un trámite. Es un acto de cuidado.

No se trata solo de transmitir información clínica, sino de cómo se dice, cuándo se dice y desde dónde se dice. En el final de la vida, la palabra puede ordenar o desarmar; puede sostener o aislar.

Decir la verdad no destruye la esperanza. La esperanza no desaparece: cambia de forma. Pasa de la cura al alivio, del tiempo indefinido al tiempo con sentido, del «hacer todo» al cuidar bien.

Por eso, la comunicación honesta exige algunas actitudes básicas: lenguaje claro, pausas reales, chequeo de comprensión y, sobre todo, objetivos compartidos. No imponer conclusiones, sino caminar hacia ellas con la familia.

Muchas veces la pregunta aparece así, directa o disfrazada:

—Entonces... ¿qué queda por hacer?

Y la respuesta, si es honesta y cuidadosa, no promete imposibles:

—Vivir lo que venga con el menor sufrimiento posible y el mayor sentido.

Cuando la familia no entiende (y no quiere soltar)

Hay momentos en que la dificultad no está en el paciente, sino en quienes aman. La familia ve deterioro, pero no siempre puede aceptarlo. La palabra morir se vuelve impronunciable. Se confunde cuidar con insistir, y esperanza con intervención. En esos casos, la resistencia no es ignorancia. Es amor mezclado con miedo.

«Hagan algo más»

Ella llevaba semanas hospitalizada. Cáncer avanzado, múltiples complicaciones, un cuerpo agotado. Desde el punto de vista médico, el camino era claro. Desde el punto de vista familiar, no.

La familia estaba siempre presente. Turnos estrictos. Preguntas constantes.

- «¿Y si probamos otra cosa?».
- «¿No hay un tratamiento nuevo?».
- «¿Cómo van a dejarla así?».

Cada vez que alguien del equipo insinuaba un límite, la respuesta era la misma:

—Ustedes no pueden rendirse. Ella es fuerte.

No era negación ingenua. Era pánico.

Pedí sentarnos. No empecé con exámenes ni con estadísticas. Empecé por algo más simple:

—Quiero entender qué es lo que más les da miedo de todo esto.

Hubo silencio. Luego, llanto.

—Que piense que la abandonamos.

—Que sufra.

—Que crea que ya no importa.

Ahí estaba el nudo.

Les dije algo que cambió el tono de la conversación:

—Dejar de intentar curar no es dejar de cuidar. A veces es exactamente lo contrario.

No hablé de la muerte de inmediato. Hablé de objetivos. De qué significaba «hacer todo» para ellos. De qué realmente significaba «estar bien cuidada» para ella.

Pregunté:

—Si ella pudiera decidir hoy, ¿qué creen que pediría?

Uno de los hijos respondió en voz baja:

—Que no la pinchen más... que la dejemos dormir.

Nada cambió el pronóstico. Pero algo cambió en la habitación.

Por primera vez, la familia dejó de pelear contra el equipo y empezó a pensar con él. La conversación dejó de ser «no hagan nada» versus «háganlo todo» y pasó a ser: cómo cuidamos mejor este tiempo.

La verdad que cuida

La comunicación honesta no empuja a aceptar. Acompaña a comprender. No apura decisiones. No usa frases tranquilizadoras vacías. No promete que todo estará bien. Promete algo más humilde y verdadero: no mentir, no abandonar y no agregar sufrimiento innecesario.

Cuando la familia entiende que la esperanza ya no está en cambiar el final, sino en cómo se vive el camino, muchas resistencias aflojan. No porque duela menos, sino porque el dolor deja de ser caótico.

Decir la verdad, en estos contextos, no es ser brutal.

Es ser fiel al cuidado.

Y cuando se dice con tiempo, con palabras humanas y con presencia sostenida, la verdad no rompe vínculos. Los ordena.

Decir la verdad sin romper al otro

Aprendí temprano en mi carrera que dar malas noticias no es un acto informativo. Es un acto profundamente humano. Sin embargo, nadie nos enseña realmente a hacerlo. Nos enseñan diagnósticos, tratamientos, protocolos. Pero no nos enseñan a sentarnos frente a alguien que sabe —aunque no lo diga— que su vida está cambiando para siempre.

A Marta la conocí una mañana gris, de esas en que el hospital parece más hospital que nunca. Tenía cuarenta y seis años, dos hijos adolescentes y un cáncer avanzado que ya no respondía al tratamiento. Había pasado por quimioterapia, radioterapia e intentos que al principio dieron esperanza y que luego fueron perdiendo fuerza. Llegó a mi consulta derivada por su oncólogo, con una carpeta llena de exámenes y una pregunta que todavía no había sido formulada en voz alta.

Entró acompañada de su marido. Ambos se sentaron frente a mí, muy derechos, como si la postura pudiera sostener algo que internamente ya se desmoronaba. Antes de que yo dijera una sola palabra, Marta habló:

—Doctor, quiero que me diga la verdad. No quiero que me cuiden como si no entendiera.

Esa frase, tan directa, tan valiente, me dio permiso. Porque la comunicación honesta no se impone; se construye.

Respiré hondo. Miré a ambos. No comencé con cifras ni con palabras técnicas. Comencé por reconocer lo que estaba ocurriendo.

—Lo que voy a decir no es fácil —les dije—. Y no lo digo para quitar esperanza, sino para que podamos cuidarla bien.

Les expliqué que la enfermedad había avanzado. Que no había tratamientos con intención curativa. Que seguir insistiendo con terapias agresivas solo aumentaría el sufrimiento sin cambiar el curso de la enfermedad. Hablé despacio. Me detuve. Dejé espacios para que las palabras cayeran donde tuvieran que caer.

Marta no lloró de inmediato. Su marido sí. Ella me miraba fijo, como quien intenta no perderse ni una sílaba.

—Entonces... ¿me voy a morir? —preguntó.

Nunca he creído en rodeos para esa pregunta. Tampoco en brutalidades innecesarias.

—Sí —le respondí—. Pero no ahora mismo. Y no de la forma que usted está imaginando.

Ahí apareció el silencio. Un silencio denso, pero no violento. Un silencio que pedía ser habitado, no llenado. Esperé.

—¿Y ahora qué queda? —preguntó finalmente.

Esa es la pregunta que redefine la esperanza.

—Queda vivir lo que venga con la mejor calidad posible —le dije—. Queda cuidar el dolor, el miedo, el cansancio. Queda tiempo para decidir, para decir cosas importantes, para estar con quienes ama. La esperanza cambia de forma, Marta. Ya no es curarse. Es no sufrir, no estar sola, no ser engañada.

Sus hombros bajaron apenas. Un gesto mínimo, pero revelador.

En los días siguientes, Marta volvió varias veces. A veces con preguntas concretas; otras, solo para hablar. Me preguntó cuánto tiempo le quedaba. Le respondí con honestidad, sin fechas exactas, explicando los márgenes de incertidumbre. Me preguntó si iba a doler. Le expliqué qué podíamos hacer y qué no. Me preguntó si sus hijos se iban a acordar de ella. Esa pregunta no estaba en ningún manual.

—Sí —le dije—. Pero, más importante aún, se van a acordar de cómo estuvo usted con ellos.

Hablamos de cómo decirles. De qué palabras usar. De no decirlo todo de golpe. De respetar los tiempos de cada uno. Le expliqué algo que suelo repetir: la verdad no es un bloque de cemento; es un proceso. Se entrega en capas, según lo que el otro puede sostener.

Marta decidió hablar con sus hijos. No ese día. No esa semana. Cuando sintió que podía hacerlo sin quebrarse del todo. Yo no estuve presente, pero luego me contó cómo fue.

—No les mentí —me dijo—. Pero tampoco los aplasté. Les dije que estaba enferma, que los tratamientos ya no funcionaban y que íbamos a aprovechar el tiempo. Lloramos. Después comimos juntos.

Eso también es comunicación honesta.

A medida que la enfermedad avanzaba, Marta comenzó a cansarse más. Apareció el dolor, luego la disnea y, más tarde, la ansiedad nocturna. Cada síntoma fue una nueva conversación. Nunca hicimos nada sin explicarlo. Nunca tomamos decisiones «por su bien» sin incluirla. La honestidad, bien utilizada, empodera incluso en la fragilidad.

Un día me preguntó por la sedación paliativa.

—No ahora —me dijo—. Pero quiero saber si existe.

Le expliqué con detalle. Sin apuro. Sin eufemismos. Le dije que no era una rendición, sino una opción de cuidado cuando el sufrimiento se volviera intolerable. Asintió.

—Me tranquiliza saber que no voy a tener que aguantar todo —dijo.

Esa tranquilidad es esperanza transformada.

La última conversación importante que tuvimos fue pocos días antes de iniciar la sedación. Marta estaba más débil, pero lúcida. Me pidió que me sentara cerca.

—Doctor —me dijo—, gracias por no mentirme. Si usted me hubiera dicho «todo va a estar bien», yo habría sentido que me abandonaban.

Esa frase me confirmó algo que he aprendido con los años: la mentira piadosa no protege; aísla. La verdad, dicha con cuidado, acompaña.

La sedación comenzó de forma progresiva. Marta se fue durmiendo de a poco. Su marido y sus hijos estaban con ella. No hubo escenas dramáticas. Hubo tristeza, sí. Pero también una calma extraña, sostenida por semanas de conversaciones honestas, por decisiones compartidas, por una verdad que no llegó como un golpe, sino como un camino.

Marta murió dos días después. Sin dolor. Sin miedo visible. Rodeada de los suyos.

Al salir de la habitación pensé, una vez más, que la comunicación honesta no consiste en decirlo todo ni en decirlo rápido. Consiste en decir lo necesario, en el momento justo, con palabras que no rompan al otro. Consiste en entender que la esperanza no desaparece cuando se dice la verdad; solo cambia de lugar.

Decir la verdad sin perder la esperanza es, en el fondo, un acto de profundo respeto. Es mirar al otro y decirle: confío en su capacidad para enfrentar lo que viene y no lo voy a dejar solo en ese proceso.

9. Control del dolor y sedación paliativa

En el final de la vida, el dolor no es solo físico. Es también emocional, relacional y existencial. Duele el cuerpo, pero también duele el miedo, la pérdida de control, la sensación de ser una carga, la angustia de no saber qué viene.

Por eso, en cuidados paliativos hablamos de dolor total. Y cuidarlo exige algo más que una receta: exige presencia, anticipación y una ética clara de alivio.

El manejo del dolor comienza, siempre, por lo básico bien hecho: opioides cuando están indicados, coadyuvantes para síntomas específicos, ajustes de dosis, cambios de vía y reevaluaciones frecuentes. No hay nada menor en esto. Un dolor mal tratado no es una fatalidad de la enfermedad; muchas veces es una falla del sistema o del miedo a tratar.

Pero hay situaciones —y es importante decirlo con honestidad— en que, a pesar de todos los esfuerzos bien indicados y ejecutados, el sufrimiento no cede. El dolor persiste, la disnea ahoga, la angustia se vuelve insoportable. A eso lo llamamos sufrimiento refractario.

Ahí aparece una de las herramientas más incomprendidas y también más temidas del cuidado paliativo: la sedación paliativa.

¿Qué es —y qué no es— la sedación paliativa?

La sedación paliativa no es «dormir para que se muera». No es abandono. No es rendición. Y no es eutanasia. La sedación paliativa consiste, básicamente, en disminuir de manera proporcional y cuidadosamente indicada el nivel de conciencia, con el objetivo exclusivo de aliviar un sufrimiento intolerable que no ha respondido a otras medidas. El objetivo no es acortar la vida.

El objetivo es proteger a la persona del sufrimiento cuando nada más alcanza. En palabras sencillas, no es cambiar el cuándo va a fallecer, sino el cómo va a fallecer.

Decirlo con claridad importa, porque muchas familias llegan con una imagen distorsionada: creen que sedar es «apagar» al paciente o «acelerar el final». En la práctica clínica, ocurre lo contrario: cuando el sufrimiento se controla, el cuerpo muchas veces se relaja y sigue su curso natural, sin lucha.

La sedación, bien indicada, no adelanta la muerte. Evita que el final esté marcado por pánico, dolor o desesperación.

Proporcionalidad, consentimiento y presencia

La sedación paliativa no es un botón que se aprieta. Es un proceso. Se indica con criterios clínicos claros, se explica con palabras comprensibles, se consensúa con el paciente si aún puede decidir —o con su familia si ya no puede— y se ajusta de manera proporcional: lo mínimo necesario para aliviar.

Algunas personas requieren una sedación leve y transitoria.

Otras, más profunda y continua. No hay recetas universales; hay escucha clínica.

Tan importante como la indicación es la explicación. No basta con decir «vamos a sedar». Hay que decir qué significa, qué se puede esperar, qué no va a ocurrir y, sobre todo, que no se va a abandonar.

He visto muchas veces cómo una familia se tranquiliza no por la medicación, sino por una frase tan simple, pero tan verdadera:

—Vamos a cuidar que no sufra, y vamos a estar aquí.

Hasta que ya no estés

Hay pacientes que llegan a cuidados paliativos pidiendo alivio, y otros que llegan pidiendo permiso. Con Carmen fue esto último. Tenía setenta y cuatro años, un cáncer avanzado y un cuerpo que ya no respondía como antes. Pero lo que más llamaba la atención no era su deterioro físico, sino la forma en que vigilaba cada cambio de su propio cuerpo, como si temiera que algo se desbordara sin aviso.

La conocí en una habitación de hospital al final de un pasillo largo. Estaba sentada en la cama, levemente incorporada, respirando con dificultad. Su hija estaba a su lado, sosteniéndole la mano con una mezcla de ternura y miedo. Antes de que yo dijera una sola palabra, Carmen me miró fijo y fue directa.

—Doctor, yo no quiero sufrir.

No habló de morir. Habló de sufrir. Esa distinción es fundamental.

Le pedí que me contara qué era lo que más le angustiaba. Me habló del dolor que a veces la despertaba en la noche, de la sensación de ahogo que aparecía sin aviso, de la ansiedad que se le instalaba en el pecho cuando pensaba en cómo iba a terminar todo esto. No era solo dolor físico; era lo que en paliativos llamamos dolor total, aunque rara vez lo nombramos así frente al paciente.

Le expliqué que el control del dolor no era una promesa vacía. Que teníamos herramientas, tiempos y ajustes posibles. Que el dolor no tenía por qué ser el protagonista del final. Mientras hablaba, observaba su rostro. Cada frase que decía buscaba una reacción: una señal de alivio, una duda, una resistencia.

—¿Y si llega un momento en que nada funciona? —preguntó.

Ahí aparece la palabra que muchos temen decir.

Le hablé entonces de la sedación paliativa. Con calma. Sin dramatismo. Sin rodeos. Le expliqué que no era una forma de adelantar la muerte, sino de protegerla del sufrimiento cuando este se vuelve intolerable y refractario. Que no se indicaba a la ligera. Que se evaluaba, se conversaba y se consensuaba. Que no la dejaríamos sola.

—Yo necesito saber —me dijo— que, si llega ese momento, alguien va a estar conmigo.

La miré a los ojos y le respondí algo que digo muchas veces, pero que nunca digo de manera automática:

—Yo te voy a acompañar hasta cuando tú ya no estés. Ese es mi compromiso en este proceso.

No fue una frase grandilocuente. Fue una declaración de presencia. Vi cómo sus hombros bajaron, cómo la respiración se le hizo un poco más lenta. A veces, esa promesa alivia más que cualquier analgésico.

Los días siguientes trabajamos en el control del dolor. Ajustamos la medicación, cambiamos horarios y anticipamos síntomas. Cada ajuste era una conversación. Nunca hicimos nada sin explicarlo. Nunca tomamos decisiones sin incluirla. Carmen necesitaba sentir que, aunque su cuerpo se debilitaba, su voz seguía importando.

Hubo noches difíciles. Momentos de angustia, de disnea y de miedo. Yo entraba a la habitación, me sentaba y le hablaba. A veces bastaba con eso. Otras veces había que intervenir. El control del dolor no es solo farmacología; es presencia, anticipación y escucha.

Con el tiempo, Carmen comenzó a cansarse más. Dormía largas horas, comía poco. El dolor estaba razonablemente controlado, pero la ansiedad empezó a ocupar más espacio. Una tarde me dijo:

—Doctor, siento que ya no puedo más. No quiero estar despierta para esto.

No era una frase impulsiva. Era el resultado de un proceso largo, consciente y honesto. Llamé a su hija y conversamos los tres. Volví a explicar qué significaba la sedación paliativa, cómo se iniciaba, qué podían esperar. Hablé de gradualidad, de acompañamiento y de cuidado continuo. Hablé también de algo importante: que sedar no es desaparecer, sino descansar.

La hija lloró. No porque no entendiera, sino porque entendía demasiado bien.

—¿Va a sufrir? —me preguntó.

—No —le respondí—. Nuestro objetivo es exactamente el contrario.

La decisión fue tomada sin apuro. Sin presiones. Con el consentimiento explícito de Carmen, cuando todavía podía expresarlo con claridad. Eso importa. Importa mucho.

La sedación comenzó de forma progresiva. Primero, Carmen se fue durmiendo por períodos más largos. Luego, el sueño se hizo más profundo. Su respiración se volvió regular. El gesto de su rostro, que durante semanas había estado marcado por el esfuerzo, se suavizó. El cuerpo, finalmente, descansaba.

Su hija estuvo todo el tiempo con ella. Le hablaba, le acomodaba el pelo, le tomaba la mano. No sabía si la escuchaba, pero eso ya no era lo esencial. Lo esencial era no retirarse.

Yo entraba varias veces al día. Revisaba parámetros, ajustaba dosis, observaba. Pero también entraba simplemente a estar. A confirmar que el proceso seguía siendo tranquilo. Que no había signos de sufrimiento. Que la promesa se estaba cumpliendo.

Una noche, la hija me tomó del brazo antes de que me fuera.

—Gracias por no dejarnos solas —me dijo—. Si usted no nos hubiera explicado todo, esto habría sido aterrador.

No supe qué responder. A veces, lo único que cabe es asentir y acompañar también ese agradecimiento.

Carmen pasó dos días en sedación. No hubo crisis. No hubo urgencias. No hubo escenas dramáticas. Su cuerpo se fue apagando de a poco, como una luz que se atenúa sin sobresaltos. La mañana en que murió, la habitación estaba en silencio. Un silencio distinto, sereno.

Confirmé el fallecimiento. La hija lloró, pero no con desesperación. Lloró con esa tristeza honda que aparece cuando el dolor no se mezcla con el horror. Se inclinó, besó la frente de su madre y susurró algo que no alcancé a escuchar.

Me quedé unos minutos más. No como médico, sino como testigo. Pensé en todo el camino recorrido. En cada conversación. En cada ajuste. En cada miedo nombrado a tiempo. Pensé en algo que confirmo una y otra vez: el control del dolor y la sedación paliativa no quitan humanidad; la sostienen.

Cuando ya no podemos ofrecer curación, todavía podemos ofrecer algo inmenso: la certeza de que el sufrimiento no será el último capítulo. Que la persona no será reducida a un cuerpo que duele. Que no será abandonada en el momento más vulnerable.

Acompañar a Carmen hasta el final no fue un acto técnico. Fue un acto de fidelidad. A su palabra. A su miedo. A su cansancio. A mi compromiso.

Porque cuando le dije:

—Yo te voy a acompañar hasta cuando tú ya no estés.

No estaba prometiendo omnipotencia. Estaba prometiendo presencia. Y en el final de la vida, eso lo cambia todo.

Carmen murió tranquila. No porque la muerte sea tranquila, sino porque el camino fue cuidado. Y cuando el camino se cuida, incluso el final puede ser vivido con dignidad.

Eso, para mí, es ejercer la medicina en su forma más honesta.

10. El duelo del personal de salud

Acompañar muertes deja huella. El agotamiento por compasión y el distrés moral exigen espacios de desahogo, supervisión, pausas rituales y autocuidado. Un buen paliativista no es quien no se afecta, sino quien se cuida para poder seguir cuidando.

Lo que también nos duele

Durante mucho tiempo creí que el duelo era algo que les ocurría a los otros. A las familias. A los hijos. A los que se quedaban. Creí que mi rol, como médico, era acompañar ese dolor sin permitir que me atravesara demasiado. Me equivoqué. O, más bien, aprendí tarde algo que nadie nos enseña: el personal de salud también sufre.

Lo entendí con claridad una noche cualquiera, después de un turno que no tuvo nada de extraordinario. No hubo emergencias espectaculares ni decisiones límite. Solo muertes. Una tras otra. De esas que se viven en silencio.

Habíamos perdido a tres pacientes en menos de veinticuatro horas. Cada uno distinto. Cada uno con su historia. Cada uno con una familia que lloraba de una forma particular. Al terminar el turno, caminé por el pasillo largo del hospital, ese que de noche parece interminable. Sentí el cansancio en el cuerpo, pero no era solo físico. Era algo más profundo. Un peso difícil de nombrar.

Me senté en una sala vacía y, por primera vez en mucho tiempo, no hice nada. No escribí. No revisé fichas. No hablé. Me quedé ahí, respirando. Fue entonces cuando entendí que eso también era duelo.

En cuidados paliativos estamos expuestos de manera constante a la muerte. Algunos creen que uno se acostumbra.

Que con el tiempo se vuelve inmune. Nada más lejos de la verdad. Uno no se acostumbra. Uno aprende a seguir, que no es lo mismo.

Cada paciente que muere deja algo. A veces es una frase. A veces, una imagen. A veces, una sensación corporal que vuelve sin aviso. El problema es que el sistema rara vez nos da espacio para elaborar esas pérdidas. El turno sigue. El siguiente paciente espera. La vida —o lo que queda de ella— continúa.

Recuerdo especialmente a Laura, una enfermera del equipo, después de la muerte de un paciente joven. No dijo nada durante el turno. Hizo todo como siempre: con precisión, con cuidado, con humanidad. Pero al final, cuando se quitó los guantes, sus manos temblaban levemente.

—¿Estás bien? —le pregunté.

—Sí, doctor —respondió de inmediato—. Estoy bien.

Sabía que no lo estaba. Y sabía también que esa respuesta era casi automática. En salud, muchas veces, estar bien significa simplemente no desarmarse frente a los otros.

Más tarde, en la sala de descanso, Laura rompió en llanto. No un llanto escandaloso. Un llanto contenido, acumulado, cansado. Me dijo algo que escuché muchas veces después, en distintas voces:

—Siento que no tengo derecho a sentirme así... no era mi familiar.

Ahí está una de las trampas más crueles del duelo profesional: la idea de que solo duele aquello que es «propio». Como si acompañar profundamente no generara vínculo. Como si cuidar no implicara involucrarse.

Le dije algo que también he repetido muchas veces desde entonces:

—El duelo no se mide por parentesco. Se mide por presencia.

En los equipos de salud, el duelo suele vivirse en fragmentos. Un comentario en el pasillo. Un silencio más largo de lo habitual. Una broma fuera de lugar. Una irritabilidad inexplicable.

Son formas de defensa. Formas de seguir funcionando cuando no hay tiempo para detenerse.

Pero esas defensas tienen un costo. Cuando no elaboramos el duelo, aparecen el desgaste por compasión, el distanciamiento emocional, el cinismo y la automatización del cuidado. Y entonces sí perdemos algo esencial: la capacidad de mirar al otro como persona.

Yo mismo lo he vivido. Momentos en que sentí que me endurecía. Que respondía con frases hechas. Que entraba y salía de habitaciones sin registrar rostros. Esos son signos de alarma. No de debilidad, sino de sobrecarga.

Hubo un punto de inflexión para mí. Fue después de acompañar a una paciente durante semanas, verla morir en calma y luego, al día siguiente, tener que dar otra mala noticia como si nada hubiera pasado. Sentí una desconexión peligrosa. Como si algo dentro de mí se estuviera apagando.

Esa noche, al llegar a casa, no pude dormir. Las escenas se repetían. No con dramatismo, sino con insistencia. Me levanté, me senté en la cocina y entendí algo fundamental: si no cuido mi propio duelo, no voy a poder seguir cuidando bien.

Desde entonces, empecé a cambiar pequeñas cosas. A hablar con el equipo. A permitir espacios de pausa. A legitimar conversaciones que antes se evitaban. No sesiones formales, no grandes discursos. A veces bastaba con preguntar:

—¿Cómo estás con lo que pasó hoy?

Y quedarse a escuchar la respuesta. Sin corregir. Sin minimizar. Sin apurar.

En una ocasión, después de la muerte de un paciente especialmente querido por el equipo, nos reunimos brevemente. Cada uno dijo una frase. No para analizar el caso, sino para nombrar lo que había quedado. Fue incómodo. También fue profundamente reparador.

El duelo del personal de salud no se resuelve con una resiliencia mal entendida ni con discursos de fortaleza. Se cuida con reconocimiento, con permiso para sentir, con espacios donde la vulnerabilidad no sea penalizada.

He visto colegas quebrarse en silencio, llorar en el baño, irse del hospital con un nudo en la garganta y volver al día siguiente como si nada. He visto también cómo, cuando ese dolor no encuentra salida, se transforma en distancia, en frialdad, en abandono emocional del trabajo.

Por eso creo firmemente que humanizar el final de la vida incluye también humanizar a quienes acompañan. El médico, la enfermera, el kinesiólogo, la terapeuta ocupacional, el técnico; todos somos parte del proceso. Todos nos llevamos algo. Todos necesitamos, en algún momento, ser cuidados.

Hoy ya no creo en el profesional que no se afecta. Creo en el profesional que sabe cuándo detenerse, pedir ayuda y hablar. En el que reconoce sus límites sin vergüenza. En el que entiende que llorar no es fracasar, sino confirmar que sigue siendo humano.

Cada vez que un paciente muere, algo se cierra. Pero algo también se abre. Una pregunta. Una enseñanza. Una herida pequeña que, si se cuida, no se infecta. El problema no es sentir. El problema es sentir en soledad.

Acompañar la muerte una y otra vez no nos hace más fuertes por acumulación. Nos hace más conscientes de nuestra fragilidad. Y eso, bien trabajado, puede ser una fuente profunda de ética y de humanidad.

Hoy, cuando termino un turno difícil, ya no huyo de ese cansancio emocional. Lo nombro. Lo comparto. Lo cuido. Porque entendí que mi duelo también importa. No por egoísmo, sino por responsabilidad.

Si quiero seguir diciendo a mis pacientes: «Yo te voy a acompañar hasta cuando tú ya no estés». Necesito saber que yo también estoy acompañado en ese camino.

Ese es el duelo del personal de salud: silencioso, ignorado, solitario, persistente. Real. Y reconocerlo no nos hace peores profesionales; simplemente nos hace más humanos.

Tercera parte

El duelo

11. Duelo: un viaje personal y colectivo

I. Abrir el mapa sin forzar el destino

Hablar de duelo no es hablar de una patología ni de un proceso que deba «resolverse». El duelo no es una enfermedad ni una secuencia de etapas con casillas para marcar. Es, más bien, un paisaje: cambiante, a veces árido, a veces inesperadamente fértil, siempre propio. Un territorio que no se recorre con mapas ajenos ni con frases hechas, sino con una sensibilidad que se aprende andando, a prueba y error, con tropiezos y pausas.

En mi trabajo suelo decir que el duelo es un viaje con dos maletas inevitables. Una es la maleta de la pérdida: la ausencia, el vacío, la nostalgia, el dolor que aparece sin avisar. La otra es la maleta de la restauración: los gestos cotidianos que vuelven, la vida que insiste, la capacidad —a veces mínima— de seguir funcionando. Tal como proponen Stroebe y Schut, la salud del proceso no está en elegir una maleta y abandonar la otra, sino en oscilar entre ambas. Hay días de lágrimas que llegan sin pedir permiso y otros en que la vida se asoma por una rendija y te invita, casi sin entusiasmo, a tender la cama, abrir la ventana, volver a cocinar.

Esta oscilación suele desconcertar. He escuchado muchas veces la misma pregunta, dicha con culpa y vergüenza:

—¿Cómo puedo estar riéndome si ayer no podía respirar del dolor?

Siempre respondo lo mismo: no le debes solemnidad al sufrimiento. Lo que debes —si es que hay algún deber— es honestidad con tu propio corazón. La risa que aparece una tarde no borra el amor ni traiciona la memoria; la oxigena. El llanto que vuelve al día siguiente no invalida ese momento de alivio; lo humaniza. El duelo no se ajusta a relojes externos ni a expectativas ajenas. No avanza en línea recta. Va y viene, como las olas. Lo sabio no es empujarlo hacia la orilla ni quedar atrapado mar adentro, sino aprender a flotar entre ambas corrientes.

He visto esta oscilación en pasillos de hospital y en cocinas silenciosas, en taxis de regreso a casa y en salas de espera donde el tiempo parece suspendido. La he visto en personas que un día no pueden levantarse y al siguiente se sorprenden a sí mismas ordenando un cajón. Nada de eso es incoherente. Es el duelo haciendo su trabajo.

Por eso, acompañar el duelo no es apurar ni retener. No es decir «ya pasó» ni «no pasa nada». Es permitir el movimiento, legitimar la ida y la vuelta, sostener sin dirigir. Cuando logramos eso, el duelo deja de sentirse como una pendiente imposible y empieza a reconocerse como un sendero. A ratos empinado, sí. A ratos agotador. Pero transitable.

El duelo sano no es «dejar ir». Es aprender a llevar.

No se trata de olvidar ni de soltar en el sentido de borrar. Se trata de transformar el vínculo. El amor no se evapora con la muerte; cambia de forma y de lugar. Si podemos acompañar a quienes duelen para que lo descubran —sin forzarlo, sin prometer alivios rápidos—, algo se ordena. El peso no desaparece, pero encuentra un modo de ser llevado sin aplastar.

Y desde ahí, recién desde ahí, se abre la posibilidad de seguir viviendo sin traicionar lo amado.

II. Quién soy cuando falta lo que me nombraba

La muerte no solo se lleva un cuerpo. Se lleva también roles que sostenían identidades: hija de, pareja de, hermano de, amigo de. Por eso, una parte central del duelo no tiene que ver con «aceptar la pérdida», sino con algo más profundo y desestabilizador: reaprender a nombrarse.

- «¿Quién soy ahora que ya no estás?».
- «¿Qué queda de mí sin tu mirada habitual?».
- «¿Qué hago con los objetos que llevaban tu sentido?».

Estas no son preguntas filosóficas abstractas. Aparecen en lo cotidiano, sin pedir permiso: frente a su taza de café o de té, al entrar en su clóset, al escuchar la música que compartían, al recorrer la ruta que caminaban juntos. Aparecen cuando el cuerpo va a hacer un gesto aprendido y recuerda, de golpe, que falta alguien. Ese mensaje que llegaba todas las mañanas y un día nunca más parpadeó en tu pantalla.

La tentación suele ser doble: apurarlas —buscar respuestas rápidas, definiciones forzadas— o congelarlas —no tocar nada, no mover nada, no decidir nada nunca—. Ni lo uno ni lo otro ayuda. La identidad en duelo no se recompone de inmediato; se rearma como una casa a la que se le ha caído una pared. Primero hay que apuntalar. Dejar entrar aire. Mover algunos muebles. Decidir, con tiempo, qué se conserva, qué se guarda y qué se puede soltar. No se hace en un día. Tampoco conviene postergarlo eternamente.

—Desde que mi madre murió, entro a la cocina y no sé quién soy —me dijo Mar. No hablaba de ideas. Hablaba del cuerpo parado frente a la encimera, de las manos sin tarea, del silencio donde antes había ruido.

—A lo mejor ahora aprenderás a cocinar con su olor presente, flotando en ese ambiente tan de ustedes —le respondí. No ofrecí recetas. Ofrecí permiso.

En esa cocina, Mar se permitió llorar mientras horneaba un queque. Descubrió que el olor la acercaba, invocaba su presencia y, al mismo tiempo, la aterrizaba al recordarle que estaba sola. Ambas cosas eran verdad. Aceptó la ambivalencia sin apurarla. Con el tiempo —no ese día— decidió guardar tres utensilios de su madre y regalar el resto. No porque soltar la «ayudara a superar», sino porque elegir le devolvía tranquilidad. Ya no era solo la hija que perdió; también era alguien que podía decidir qué vínculo seguir habitando.

Como acompañantes —seamos profesionales, amigos o familiares—, uno de los gestos más cuidadosos es ofrecer espejo y marco. Espejo, para reflejar con respeto lo que el doliente está viviendo, sin corregirlo ni apurarlo. Marco, para protegerlo de decisiones irreversibles en la fase más aguda: mudanzas precipitadas, ventas definitivas, renuncias que luego pesan.

El duelo, en este tramo, pide pausa en lo grande y avance en lo mínimo significativo: ordenar un cajón, escribir un párrafo, cocinar una receta sencilla, llamar a un amigo. Pequeños actos que no resuelven la pregunta por la identidad, pero la vuelven habitable.

Debemos recordar que existen tres círculos de identidad

A veces ayuda nombrar el territorio en tres círculos simples:

- Lo que sigue: valores, gestos, hábitos que permanecen.
- Lo que cambia: rutinas, roles, horarios, maneras de estar.
- Lo que aún no sé: zonas grises donde no conviene precipitarse.

Ponerlo así disminuye la ansiedad. No todo exige una definición hoy. Algunas preguntas necesitan tiempo para encontrar una forma que no duela tanto. Porque en el duelo no se trata de volver a ser quien uno era, sino de aprender a ser quien ahora es, llevando consigo —no borrando— lo que amó.

III. Lo íntimo y lo común: el duelo personal dentro del duelo colectivo

El dolor es íntimo, pero no sucede en el vacío. Nadie duele en una isla. El duelo se vive en un cuerpo y en una historia personal, sí, pero también en una red: la familia, el barrio, la comunidad de fe, el trabajo, la escuela, el club, el equipo de salud. Todos esos espacios pueden convertirse en abrigo o en ruido. Y esa diferencia —aunque parezca sutil— cambia profundamente la experiencia de quien duele.

A veces el entorno nutre. Llega sin grandes palabras: trae sopa, se turna para limpiar, acompaña trámites, sostiene silencios sin invadir. Otras veces, el entorno aprieta. Pide sonrisas cuando no hay fuerza. Exige explicaciones. Fiscaliza lágrimas. Apura procesos que todavía no encuentran forma. El mismo gesto que intenta ayudar puede, sin querer, ahogar.

Con los años he aprendido a distinguir dos climas muy distintos de duelo. El primero es el duelo asfixiado por el deber ser. Ese que pregunta, incluso sin palabras:

- «¿Ya hiciste el trámite?».
- «¿Ya guardaste sus cosas?».
- «¿Ya volviste a trabajar?».
- «¿Ya estás mejor?».

El segundo es el duelo acompañado por el poder ser. Ese que no interroga ni prescribe, sino que ofrece:

- «¿Quieres que te acompañe?».
- «¿Prefieres que me siente o que te deje solo?».
- «¿Hay algo concreto que te alivie hoy?».

La diferencia no es menor. Lo que hace es definir el clima del duelo. El «deber ser» estrecha; el «poder ser» abre. El primero ordena desde afuera; el segundo sostiene desde adentro.

Acompañar de manera compasiva no exige grandes discursos ni frases inspiradoras. Exige algo más difícil: renunciar a controlar el proceso del otro. Preguntar qué ayuda, sin asumir. Ofrecer tareas concretas —compras, trámites, transporte— que alivien lo práctico cuando lo emocional desborda. Recordar fechas significativas sin imponer rituales. Permitir silencios sin llenarlos con explicaciones que tranquilizan más al que habla que al que escucha.

También implica aprender qué no hacer. Evitar las frases clausura que buscan cerrar lo que aún está abierto: «Sé fuerte, todo pasa por algo, ya pasó» y el peor de todos los comentarios: «Ahora te toca ser feliz». Evitar las comparaciones («A mí me dolió más», «Lo mío fue peor») que convierten el dolor en competencia. Y desconfiar de los consejos rápidos que alivian momentáneamente al que aconseja, pero dejan más solo al que duele.

Una tarde, después de una muerte reciente, tocaron el timbre. Eran las vecinas del pasillo. Se quedaron paradas, algo incómodas. Una de ellas dijo, casi pidiendo disculpas:

—No sabemos qué decir… así que trajimos sopaipillas, sabíamos que te gustaban.

La comida era simple. Tibia. Suficiente. No hubo discursos. No hubo interpretaciones. Se quedaron un rato. Después se fueron. La comida fue doctrina suficiente. Y la presencia, alimento.

He visto una y otra vez que cuando el entorno legitima el dolor, el doliente respira. Puede llorar sin explicarse. Puede reír sin culpa. Puede estar como está. Cuando el entorno manda callar, acelerar o «portarse bien», el doliente se esconde. Y un duelo escondido duele más y dura más.

Una comunidad no resuelve el duelo. No lo cura. No lo acorta. Pero puede hacer algo decisivo: evitar que se estanque en desolación. Puede ofrecer un suelo mínimo para que el dolor exista sin quedar aislado. Y en ese suelo —humilde, imperfecto— el duelo encuentra, poco a poco, una forma de seguir siendo vivido.

Porque nadie debería tener que aprender a llevar su dolor en soledad.

IV. Oscilación sin culpa: días de risa, días de piedra

Una de las torturas más frecuentes del duelo es la culpa por sentirse bien. La culpa que susurra frases duras y absolutas: «Si me río, traiciono; si descanso, olvido; si salgo, suelto». Es una culpa comprensible. El amor, cuando pierde su objeto, busca garantías de permanencia. Quiere asegurarse de que nada —ni una carcajada ni una tarde liviana— borre lo que fue importante.

Pero el amor no necesita ser custodiado a golpes. No necesita jaulas ni vigilantes. Necesita ser vivido.

He visto a muchas personas detener una risa a mitad de camino y pedir disculpas, como si hubieran cometido una falta. He visto a otras esconder un momento de alivio para no «ofender» la memoria del que murió. Y casi siempre hay detrás la misma confusión: creer que el dolor constante es la única prueba legítima del amor.

Aquí la teoría ayuda a ordenar lo que el cuerpo ya intuye. El modelo de oscilación de Stroebe y Schut —pérdida y restauración— no describe frivolidad; describe salud. Es la manera que encuentra la psique para no apagarse ni reventar. Oscilar no es traicionar. Es respirar.

Hay mañanas habitadas por recuerdos punzantes, por imágenes que llegan sin aviso y aprietan el pecho. Y hay tardes habitadas por una luz tibia, donde la vida se cuela por una rendija: una comida que se logra terminar, una conversación que no pesa tanto, una caminata breve. En duelo no decimos «hoy mejor que ayer». Decimos algo más honesto: «hoy distinto de ayer». Y eso, muchas veces, ya es avance.

La culpa suele aparecer cuando se confunde continuidad del amor con fijación al sufrimiento. Pero el vínculo no se sostiene por cuánto duele, sino por cómo se transforma. Reír un sábado no borra lo amado; lo oxigena. Llorar un lunes no deshace ese alivio; lo humaniza. Ambas cosas pueden coexistir sin anularse.

Herramienta: diario de doble columna

- Columna (pérdida): «extraño...», «me duele...», «me pesa...».

- Columna (restauración): «hoy pude...», «agradezco...», «me acompañó...».

No es un cuadro de mando ni una obligación diaria. Es evidencia de que conviven dos corrientes. Releerlo no cura ni resuelve, pero suele hacer algo importante: afloja la exigencia interna de estar siempre igual, de doler de una sola manera, de rendir cuentas al sufrimiento.

Porque en el duelo sano no se elige entre recordar o vivir. Se aprende, lentamente, a hacer ambas cosas a la vez.

Y cuando la culpa baja el volumen, aparece algo valioso: la posibilidad de permitir que la vida continúe sin pedir perdón por ello. No como olvido, sino como una forma más profunda de fidelidad.

V. La casa que se vuelve a amueblar: rituales de pertenencia

Los rituales ordenan lo indecible. No resuelven la pérdida ni borran la herida, pero le dan un marco habitable. No necesitan gran pompa ni perfección estética. A veces son mínimos, casi invisibles: una vela encendida al final del día, una foto apoyada en la repisa, una canción que se repite sin comentarios, una receta que vuelve los jueves, un camino que se recorre en silencio, una piedra en el bolsillo.

He visto rituales pequeños bajar la fiebre del alma. Una carta que se lee cada aniversario y se guarda otra vez. Una comida que se prepara «como a él le gustaba», aunque nadie tenga hambre. Una *playlist* que se comparte sin hablar. Estos gestos le dicen al cuerpo y a la memoria algo esencial: «no estás solo, esto tiene lugar y nombre».

A veces el rito viene dado por la tradición. Otras veces nace en la cocina, sin plan ni manual. Un rito improvisado puede ser más reparador que uno aprendido si honra la vida vivida. Y si un rito heredado aprieta —si obliga, si duele más de lo que sostiene— también puede ajustarse sin culpa. La fidelidad no está en la forma, sino en el sentido.

He visto familias que conservan un objeto y sueltan el resto. Otras que transforman: una camisa hecha cojín, una libreta convertida en cuaderno de recetas, una voz guardada en un audio breve. No es culto al objeto. Es curaduría del vínculo. Elegir qué queda visible y qué descansa es una manera de seguir amueblando la casa sin convertirla en museo ni en borrón.

Los rituales también enseñan algo importante a quienes acompañamos: no todo lo reparador se explica ni se prescribe. Muchas veces basta con no interrumpir, con cuidar el espacio para que el gesto ocurra. No corregir. No traducir. No apurar. Permitir que una vela, una canción o un silencio hagan lo que tienen que hacer.

Con el tiempo, la casa cambia. Se mueven muebles. Se abre una ventana. Se decide qué habitación queda en penumbra y cuál recibe flores. No se trata de construir otra casa, sino de reaprender a habitar la misma, distinta. Los rituales ayudan en ese trabajo paciente. No quitan el dolor, pero lo vuelven habitable.

Porque, al final, en el duelo no buscamos ritos perfectos. Buscamos pertenencia. Y cuando un gesto —por pequeño que sea— logra decir «aquí cabes», la casa empieza, de a poco, a volver a ser casa.

VI. Duelos difíciles: ambigüedad, culpas, secretos, conflictos

No todos los duelos son «limpios». Hay muertes en vínculos conflictivos, secretos que emergen, culpas que muerden, desapariciones, duelos congelados por responsabilidades excesivas, duelos atravesados por violencia o abandono. En estos casos, el acompañamiento requiere más paciencia y más red.

- Ambigüedad: cuando hay una ausencia sin certeza real o sin saber qué fue lo que pasó con tu ser querido (desaparecidos, diagnósticos prolongados). Este proceso debe acompañarse sosteniendo preguntas y evitando clausurar con ficciones.

- Culpa: real o fantaseada («debí estar», «dije aquello»). No se borra con un «no te culpes»; se elabora en conversaciones donde la persona pueda contar la historia completa.
- Conflictos familiares: el duelo no arregla décadas de tensiones. A veces derivar a mediación o terapia familiar es un acto de cuidado. No todo se soluciona con un nacimiento o la muerte de alguien.
- Duelo profesional del cuidador primario: quien sostuvo a todos suele colapsar cuando termina la logística, cuando se vacía la habitación, cuando pasa por la casa que iba a visitar a su paciente, cuando falta el café que le tenían calentito al llegar. Hay que prepararlo, ayudarlo y acompañarlo para prevenir crisis.

Rodrigo cuidó a su padre durante tres años. Murió una semana antes de su graduación. Rodrigo no lloró en el funeral: estaba resolviendo todo. Dos meses después comenzó a no poder levantarse. Lo que llamaban «fortaleza» era aplazamiento del dolor. Hablamos de permisos, de pausas, de no ser el último soldado en pie. Se derrumbó y durmió. En ese momento empezó su duelo.

VII. El cuerpo en duelo: fisiología del amor que se reorganiza

El duelo no ocurre solo en la mente ni únicamente en el espíritu. Ocurre, de manera muy concreta, en el cuerpo. El cuerpo es, muchas veces, el primero en enterarse de la pérdida y el último en acomodarse a ella.

Por eso, en duelo aparecen el insomnio y los despertares bruscos, los cambios en el apetito, la taquicardia que llega sin aviso, la opresión en el pecho, el nudo persistente en la garganta o en el estómago, la fatiga que no se explica, la dificultad para concentrarse, los sueños vívidos que traen al ausente con una nitidez desconcertante. No son «locuras». No son debilidad. Son expresiones fisiológicas de un sistema que está intentando adaptarse a una ausencia que todavía no logra integrar.

El cuerpo, que estaba habituado a una presencia —a un horario, a un olor, a un gesto repetido— queda desorientado cuando esa presencia desaparece. Y protesta. A veces con síntomas difusos. A veces con un cansancio que no cede. A veces con una inquietud que no encuentra nombre. No porque esté fallando, sino porque está reaprendiendo a habitar el mundo sin alguien.

En este punto, uno de los errores más frecuentes es patologizar demasiado rápido. Hay que entender el precepto de que un duelo por un ser querido va a doler en la misma intensidad en que se amó. No todo cuerpo en duelo necesita medicación inmediata. Mucho de lo que necesita es ritmo y cuidado. Volver, de a poco, a ciertos anclajes básicos: horarios de sueño imperfectos, pero sostenidos; exposición diaria a la luz; caminatas breves, aunque no haya ganas; alimentos simples; hidratación visible; contacto afectivo respetuoso. Son gestos pequeños, pero profundamente reguladores.

A veces ayuda llevar un objeto con carga simbólica durante las primeras semanas: un pañuelo, un anillo, una prenda pequeña. No como amuleto, sino como ancla corporal. Yo, en particular, llevo mi rosario en el cuello, no por parecer santo, sino porque el gesto me recuerda a mi madre. Debemos encontrar algo que le diga al cuerpo: «no estás loco por extrañar; estás amando en ausencia».

He visto cuerpos aflojar cuando se legitima lo que sienten. Personas que dejan de luchar contra el insomnio cuando entienden que no es un enemigo, sino un estado transitorio. Otras que dejan de temer a la opresión torácica cuando comprenden que no es un infarto, sino una respuesta del sistema nervioso ante una pérdida profunda. Nombrar lo que pasa en el cuerpo baja el miedo.

Por supuesto, hay casos en que el cuerpo pide más ayuda. Ansiedad que se convierte en incapacitante, ideación de autodaño, depresión persistente, consumo problemático de alcohol o fármacos. Ahí no se trata de «aguantar». Se trata de cuidar la vida de quien queda. Buscar apoyo profesional no traiciona el vínculo con quien murió; lo protege. Nadie honra a un ser querido destruyéndose en su nombre.

El cuerpo en duelo no está enfermo: está trabajando. Está reorganizando un amor que ya no tiene dónde posarse como antes. Y ese trabajo no siempre es silencioso ni prolijo. A veces duele, a veces cansa, a veces asusta. Pero cuando se lo acompaña con respeto —sin exigirle normalidad inmediata ni rendimiento emocional— el cuerpo encuentra, lentamente, nuevas formas de sostener la vida.

Porque el duelo no solo transforma la memoria y la identidad. También transforma la fisiología. Y entenderlo así no quita el dolor, pero lo vuelve menos amenazante. El cuerpo deja de ser un enemigo y vuelve a ser lo que siempre fue: un aliado torpe, pero fiel, intentando aprender cómo seguir viviendo con amor.

VIII. Trabajo, escuela, barrio: el duelo en lo público

El duelo no se toma vacaciones cuando suenan las ocho. No se queda en la casa ni espera a que pase la licencia. Se sube al metro, entra a la oficina, se sienta en la sala de clases, aparece en la reunión, camina por el barrio y se detiene en la banca del parque. El mundo sigue —con su ritmo, sus horarios, sus metas— mientras por dentro algo esencial se ha desordenado.

Ese choque es una de las experiencias más duras del duelo: la asimetría entre el tiempo propio y el tiempo social. Por dentro, todo cambió. Por fuera, parece que nada debería haber cambiado.

Las instituciones —el trabajo, la escuela, la universidad, los espacios comunitarios— pueden ser aliadas u obstáculos. Un permiso de duelo realista, un jefe que entiende que el rendimiento bajará, un profesor que adapta plazos, un equipo que no exige explicaciones heroicas ni relatos edificantes son factores profundamente protectores. No porque «eliminen» el dolor, sino porque no lo agravan.

He visto lo contrario. Personas que vuelven demasiado pronto porque «no quieren molestar». Estudiantes que rinden pruebas sin haber dormido porque «no quieren quedar mal». Trabajadores que se esfuerzan por rendir como antes mientras por dentro apenas se sostienen. No es fortaleza. Es soledad institucional.

Acompañar el duelo en lo público no significa detener la vida social ni suspender indefinidamente las responsabilidades. Significa algo más sencillo y difícil: ajustar expectativas a la realidad humana. Entender que durante un tiempo la concentración baja, la memoria falla, la energía se agota rápido. Que habrá días funcionales y otros en que no. Y que eso no es falta de compromiso, sino parte del proceso.

Por eso es importante decirlo con claridad: no pedimos privilegios; pedimos humanidad organizacional. Un trabajador doliente que es visto, contenido y acompañado suele volver mejor, más leal e íntegro. Un estudiante doliente que no es forzado a fingir normalidad tiene menos riesgo de abandonar. Las políticas de duelo no son gastos ni concesiones: son políticas de cuidado.

También el barrio cumple un rol. El saludo que no apura, el vecino que no pregunta «cómo estás» esperando una respuesta breve, la invitación que se ofrece sin obligación. La comunidad —cuando es sensible— permite que el duelo exista sin quedar expuesto ni escondido. Y cuando no lo es, empuja al doliente a actuar, a disimular, a funcionar antes de tiempo.

El duelo no pide que el mundo se detenga. Pide que el mundo no pase por encima.

Cuando el espacio público reconoce la fragilidad sin dramatizarla, algo se ordena. El doliente no tiene que dividirse entre lo que siente y lo que muestra. Puede ser una persona completa: alguien que trabaja, estudia o camina por su barrio mientras le duele.

Y eso —aunque parezca pequeño— hace una diferencia enorme. Porque el duelo no se resuelve en privado. Se sostiene, o se dificulta, en comunidad.

IX. Cuando el mundo no entiende tu duelo: pérdidas invisibles y desautorizadas

No todos los duelos reciben el mismo permiso social. Hay pérdidas que la sociedad reconoce con facilidad —y otras que apenas ve, o derechamente prefiere no mirar—. Duelos perinatales, duelos por exparejas, duelos por mascotas profundamente significativas, duelos por relaciones que no podían nombrarse en público, duelos por personas que fueron «enemigos» para otros, duelos que siguen a decisiones clínicas difíciles, como limitar esfuerzos terapéuticos. Cuando el mundo no autoriza el dolor, el dolor no desaparece: se esconde. Y cuando se esconde, suele volverse más pesado.

He visto personas pedir perdón por llorar a alguien «que ya no correspondía». Otras justificar su pena porque «no era familia directa». Otras callar por vergüenza, como si el amor necesitara certificado para existir. El mensaje implícito —nunca dicho del todo— suele ser el mismo: «esto no cuenta». Y cuando el entorno transmite eso, el duelo queda desamparado.

Estos duelos no son más débiles ni menos legítimos. Son, muchas veces, más solitarios. No porque duelan menos, sino porque duelen sin testigos. Y el dolor sin testigos cansa más.

Acompañar estas pérdidas exige una ética distinta: escucha sin policía moral. No habilitar ni invalidar. No preguntar «por qué» en tono de juicio ni ofrecer explicaciones que buscan cerrar. A veces, lo más reparador no es un discurso largo, sino un gesto mínimo: hacer lugar a un objeto que no se sabía dónde poner, permitir que se nombre a quien no se nombra, aceptar un silencio que no necesita ser llenado.

La clave está en una afirmación sencilla, pero profundamente humanizadora: si fue vínculo, fue amor; y si fue amor, es duelo. No importan la forma, la duración ni la aprobación externa. El cuerpo y la memoria no mienten en eso.

Recuerdo a una mujer que había acompañado durante años a su expareja en una enfermedad larga y desgastante. No fue al funeral. «No correspondía», me dijo. Pero guardaba su bufanda en el clóset y la sacaba algunas noches. No necesitaba permiso para llorar; necesitaba permiso para no esconderse. Cuando pudo decir su nombre en voz alta sin justificarse, algo aflojó.

Acompañar estos duelos no significa hacerlos públicos ni exigir reconocimiento. Significa reconocerlos en nosotros mismos, como profesionales, amigos o comunidad cercana. Ofrecer un espacio donde el dolor no tenga que defender su derecho a existir.

Porque cuando el duelo es desautorizado, el sufrimiento se vuelve doble: se pierde a alguien y, además, se pierde el derecho a doler. Y nuestra tarea —si de verdad queremos cuidar— es evitar esa segunda pérdida.

Nombrar estos duelos no los agranda artificialmente. Los humaniza. Les devuelve peso, lugar y tiempo. Y en ese acto, muchas veces silencioso, el doliente deja de sentirse fuera de escena y vuelve a sentirse —al menos un poco— acompañado.

X. La conversación que afloja el nudo: decir lo indecible con cuidado

El duelo suele atorarse en palabras no dichas. «Perdón», «Gracias», «Te amo», «Me dolió», «Me faltó». Cuando la persona muere sin que esas palabras hayan ocurrido —o hayan ocurrido a tiempo—, el dolor no desaparece: busca caminos subterráneos. Se filtra en el cuerpo, en la culpa, en el enojo que no encuentra objeto, en silencios que pesan más de lo que deberían.

Aun así, decir no termina con la muerte. Cambia de forma. He visto cómo palabras que no alcanzaron a pronunciarse encuentran otro cauce: cartas póstumas que no se envían, audios grabados y borrados, oraciones íntimas que no buscan respuesta, conversaciones con alguien de confianza que «representa» al ausente, rituales simples de lectura en voz alta. No es teatro. No es negación. Es tejido simbólico: una manera profundamente humana de devolver orden cuando la historia quedó inconclusa.

Decir en ausencia no reescribe lo ocurrido, pero recoloca la memoria. Permite que el vínculo siga existiendo sin quedar congelado en lo pendiente. No borra la complejidad —las luces y las sombras—, pero evita que el silencio se vuelva una prisión.

Como acompañantes, aquí el cuidado está en el cómo. No empujar, no interpretar de más, no forzar cierres. A veces basta con ofrecer el espacio y el tiempo. Que la palabra llegue cuando pueda. Que el nudo se afloje sin ser arrancado.

XI. Fechas, lugares, objetos: cartografías del recuerdo

El calendario es, en duelo, mapa y herida. Cumpleaños, aniversarios, fiestas, primeras veces «sin». Son olas con horario. Llegan, aunque uno no las convoque. Prepararlas no invoca el dolor; lo encuadra. Anticipar no quita pena, pero evita el impacto ciego.

Suele ayudar decidir con antelación: ¿se celebra o no?, ¿se comparte o se prefiere silencio?, ¿se viaja, se queda, se cambia el rito o se mantiene? Elegir —aunque duela— devuelve agencia. Evita improvisaciones que luego dejan sensación de traición al propio deseo.

Los lugares también recuerdan. La plaza, la cafetería, el cine de siempre. Activan memoria somática: el cuerpo se acuerda antes que la cabeza. Volver de a poco, con compañía, con un plan de salida —tiempo acotado, una excusa válida para irse, un objeto de anclaje— permite que el recuerdo se visite sin quedar atrapado.

Los objetos, por su parte, piden algo distinto: curaduría. No todo a la bodega ni todo en vitrina. He visto ayudar una distinción simple en tres movimientos: conservar aquello que sostiene; donar aquello que puede seguir viviendo en otros; transformar aquello que cambia de forma sin perder sentido: coser, enmarcar, reutilizar.

No es desprendimiento forzado ni fidelidad rígida. Es discernimiento. Es aprender qué necesita quedar cerca y qué puede descansar.

Estas cartografías —palabras, fechas, lugares, objetos— no buscan cerrar el duelo. Buscan hacerlo transitable. Permiten que la memoria tenga caminos, no callejones sin salida. Y cuando el recuerdo encuentra dónde apoyarse, el presente respira un poco mejor.

Porque en el duelo no se trata de olvidar ni de recordar todo el tiempo. Se trata de recordar sin quedar atrapado y de vivir sin sentir que se traiciona lo amado.

XII. El duelo del equipo que cuida: cuando se apagan las luces del pasillo

Acompañar duelos ajenos deja marca. No hay forma honesta de estar al lado del sufrimiento sin que algo de eso se nos quede en el cuerpo, en la memoria, en la manera de mirar. El equipo de salud —médicos, enfermeras, técnicos, kinesiólogos, cuidadores formales e informales— también duele. A veces en silencio. A veces sin permiso.

El problema no es sentir. El problema es no tener dónde poner lo que se siente.

He percibido equipos que han seguido funcionando con precisión impecable mientras, por dentro, algo se endurece. He visto el cansancio moral aparecer cuando se repiten decisiones difíciles sin espacio para elaborarlas. He observado el desgaste por compasión confundirse con «falta de vocación» o «debilidad», cuando en realidad es el precio de sostener demasiado tiempo sin pausa.

En los pasillos, el duelo del equipo rara vez se nombra. Aparece en detalles: entradas más breves a la pieza, bromas fuera de lugar, irritabilidad inexplicable, dificultad para concentrarse, una frase que se queda dando vueltas después del turno. Aparece, muchas veces, cuando se apagan las luces del pasillo y ya no hay nadie a quien cuidar, pero sí mucho que procesar.

Cuidar bien exige reconocer que el equipo también necesita rituales de cierre. Minutos de silencio después de una muerte. Leer una frase que el paciente dijo. Compartir una escena que quedó resonando. No para dramatizar, sino para ordenar. Estos gestos no quitan profesionalismo; lo sostienen. Permiten que la experiencia no se acumule como sedimento tóxico.

También exige espacios de *debriefing*, formales o informales, donde se pueda hablar sin ser evaluado, donde el cansancio no sea leído como falla, donde la emoción no sea penalizada. Y exige, sobre todo, límites sanos de disponibilidad. Nadie acompaña bien desde el agotamiento perpetuo. Nadie cuida con humanidad cuando ya no queda nada que ofrecerse a sí mismo.

He aprendido que un equipo que se cuida no se vuelve menos competente; se vuelve más lúcido. Más capaz de sostener conversaciones difíciles. Más atento a sus propios puntos ciegos. Más fiel a la promesa de no abandono, sin convertirla en autoexigencia destructiva.

Por eso, cuidar al que cuida no es benevolencia. No es un favor. No es un beneficio opcional. Es ética del sistema. Un sistema que no cuida a quienes sostienen el final de la vida termina reproduciendo aquello que intenta evitar: abandono, deshumanización, desgaste.

Cuando el equipo tiene dónde dejar lo que pesa, el cuidado vuelve a ser posible. No perfecto. No heroico. Simplemente humano.

Y en cuidados paliativos, eso no es poco. Es exactamente lo que necesitamos para seguir estando cuando más duele.

XIII. Cuando el dolor no afloja: señales de alarma y caminos de ayuda

El duelo no tiene fecha de término, pero sí tiene señales que invitan a sumar apoyo:

- Incapacidad persistente para retomar funciones básicas pasado un tiempo razonable.
- Consumo problemático de alcohol o fármacos para «anestesiar».
- Aislamiento que cierra todas las puertas.
- Fantasías de «irme con él/ella» sin razones protectoras.
- Culpa que impide dormir, comer o relacionarse.

Ahí conviene derivar: psicoterapia, grupos de apoyo, espiritualidad acompañada, psiquiatría cuando corresponde. No es una traición al vínculo; es cuidado de la vida.

XIV. El tesoro pequeño: gratitudes que no niegan la herida

No hay duelo sin herida. Eso conviene decirlo desde el inicio, sin rodeos. El dolor no es un error del proceso ni algo que deba corregirse. Y, sin embargo, en la mayoría de los duelos que he acompañado aparece —tarde o temprano— algo inesperado: un tesoro pequeño. Una gratitud mínima que no borra ni relativiza el dolor, pero que tampoco lo niega.

No se trata de «rescatar lo bueno» ni de encontrarle sentido a la pérdida. Se trata de algo más humilde y verdadero: reconocer que, incluso en medio de la herida, hubo —o hay— gestos que sostuvieron. A veces es haber estado tomándose de la mano. A veces es una frase que alcanzó a decirse. A veces es el reencuentro con alguien que parecía perdido. No cambia lo ocurrido. Pero acompaña lo que queda.

Ese tesoro no puede imponerse. No aparece porque alguien lo sugiera ni porque «ya es tiempo». Y cuando no aparece, no hay fracaso. Pero cuando llega —a veces torpemente, a veces con culpa— conviene honrarlo. Nombrarlo no traiciona la pena; la integra. No clausura el duelo; lo vuelve un poco más respirable.

Luisa perdió a su padre en pandemia. No hubo velorio. No hubo despedida. La muerte ocurrió en una soledad que todavía duele nombrar. Dos años después, me dijo algo que la sorprendía incluso a ella:

—Nunca pensé que iba a agradecer algo de ese tiempo, pero... cocinamos su sopa favorita por Zoom. Todos la hicimos mal. Ese día me reí llorando.

No era una historia épica. No había moraleja. Era eso: una sopa mal hecha, una pantalla dividida, una risa que se mezcló con el llanto. Ese fue el tesoro. Pequeño. Torpe. Verdadero. No borró la herida, pero le dio una textura distinta.

El problema aparece cuando confundimos gratitud con negación del dolor. Agradecer algo no significa estar «mejor», ni justificar lo ocurrido, ni cerrar capítulos a la fuerza. Significa permitir que el amor no quede reducido solo a la pérdida.

Cajas de herramientas compasivas

No como recetas ni como instrucciones, sino como posibilidades abiertas para cuando el camino se vuelve confuso.

A veces una pregunta bien hecha cuida más que muchas respuestas: «¿Qué te está ayudando, aunque sea un poco, hoy?», «¿Qué te pesa más cuando cae la tarde?», «Si pudiéramos cuidar algo pequeño esta semana, ¿qué elegirías?».

No buscan empujar. Buscan escuchar. También ayudan los rituales mínimos, esos que no prometen alivio total, pero sostienen: una vela encendida al final del día con un «gracias por hoy»; tres líneas escritas a mano antes de dormir; una caminata breve por el mismo trayecto, con una canción que conecte con quien falta. No curan. Acompañan.

Y una red suficiente —no ideal—: una persona con quien hablar sin explicar demasiado; una actividad que mueva el cuerpo, aunque no haya ganas; un lugar donde llorar sin pedir disculpas.

Hay algunas frases que, cuando la culpa aprieta, conviene tener cerca:

- «Tu amor no se mide por cuán mal te sientas».
- «No estás retrocediendo; hoy estás distinto».
- «No hay "hay que". Aquí puedes».

Habitar la casa renovada

El duelo no es una puerta que se cruza y se deja atrás. Es una casa que se vuelve a amueblar. Al principio se vive entre cajas, con muebles fuera de lugar y pasillos estrechos. Con el tiempo —no sin esfuerzo— se decide qué va en cada habitación. Algunas quedarán en penumbra durante años; otras recibirán flores. Se mueve la mesa, se pinta una pared, se abre una ventana que llevaba tiempo cerrada.

No se trata de construir otra casa. Se trata de reaprender a habitar la misma, distinta.

Si tuviera que dejarte una sola certeza después de caminar tantas veces este pasillo, sería esta: el amor no termina con la muerte. Y si el amor no termina, el duelo no es una operación para extirparlo, sino una artesanía delicada para llevarlo de otro modo.

En ese trabajo —lento, irregular, a ratos agotador— la compasión es el andamio. La compasión de otros contigo. La tuya con otros. Y, quizás la más difícil, la tuya contigo mismo. La compasión no acelera ni frena. Acompaña.

Y cuando acompañamos bien, el dolor no desaparece por magia, pero se vuelve habitable.

Recuerda:

No es *dejar ir.* Es aprender a llevar.

No es *olvidar.* Es recordar de una forma nueva.

No es *volver a ser el de antes.* Es ser quien eres ahora, con verdad.

12. El eco de la vida en la ausencia

I. Tres fidelidades que orientan el duelo

Cuando alguien muere, el amor cambia de lugar. El cuerpo ya no está, pero su historia sigue con los vivos, ocupando cuartos de la casa, rincones de la memoria, ritmos del día. Acompañar ese tiempo exige sostener tres fidelidades:

1. Fidelidad al difunto: decir la verdad, honrar su integridad, no reducir su biografía a la causa de la muerte. Nadie es «un cáncer», «una falla multiorgánica», «un accidente». Son personas con un mapa de gestos, afectos, contradicciones y sueños.
2. Fidelidad a quien sobrevive: el autocuidado no es egoísmo; es deber moral. Comer, dormir, pedir ayuda, sostener rutinas mínimas —aun con dolor— es un acto de amor hacia quien se queda y hacia quienes lo rodean.
3. Fidelidad a la comunidad: reconocer que el duelo es también social. Hay velorios, despedidas, trámites, silencios y regresos. La comunidad sana cuando legitima el tiempo del dolor, habilita permisos concretos y no receta frases que clausuran («ya pasó», «sé fuerte»).

Estas fidelidades no compiten: dialogan. Juntas, convierten el vacío en un lugar transitable.

En el velorio, algunos repetían: «murió de cáncer». La nieta me mostró un video: él cantando vieja trova, desafinado y feliz. «No murió de cáncer —dijo—; murió habiendo cantado con nosotros». Ese desplazamiento de frase repara: devuelve a la persona al centro.

II. La memoria justa: entre santificar y acusar

El eco de la vida en la ausencia muchas veces oscila entre dos extremos: la hagiografía (santificar al difunto, borrando matices) y la lista de agravios (reducirlo a lo que dolió). Ninguno es cierto del todo; ninguno ayuda por sí mismo. La memoria justa es compleja: reconoce bondades y sombras, aciertos y deudas, risas y silencios. No para juzgar, sino para que la historia pueda seguir.

No estamos obligados a recordar en «alta definición» todo lo que lastimó. Tampoco a negar lo difícil. La memoria justa elige qué conservar para que la biografía respire sin mentirse.

Herramienta: doble página de memoria

- Página A (luz): tres recuerdos luminosos que no quiero perder.
- Página B (sombra): tres aspectos que reconozco y decido colocar en un marco (no negar, no sobredimensionar).

El ejercicio no es académico; produce orden emocional. A veces basta con escribir dos líneas por página.

III. Identidad en tránsito: «¿quién soy sin ti?»

El duelo también es trabajo identitario. Hay relaciones que definían la presentación al mundo: «pareja de», «hijo de», «hermana de», «amigo de». Al faltar el otro, queda un vértigo que no se resuelve llenando agenda. La pregunta duele porque va al núcleo: «¿Quién soy ahora que ya no me nombras?».

No hay atajos. Lo responsable es no precipitar definiciones en fase aguda (mudanzas, renuncias, ventas definitivas). Pero hay decisiones pequeñas que devuelven agencia: cambiar la mesa de lugar, reasignar la llave que usaba el ausente, reordenar un estante, retomar una actividad simple. La identidad no es una idea; es un conjunto de actos que se vuelven cotidianos.

IV. Ética de decir: sobre verdades, silencios y la narrativa compartida

En el duelo, las palabras tienen peso. Una biografía contada sin cuidado puede herir más que la muerte. La ética de decir pide tres preguntas previas:

- ¿Para qué lo digo? (sentido)
- ¿A quién se lo digo? (contexto)
- ¿Cómo lo digo? (cuidado)

No todo debe narrarse en todo lugar. A veces la verdad cruda —soltada sin marco— se vuelve piedra. Decir para liberarse no justifica cargar a otros; decir para reparar exige consenso. Y, sin embargo, callar todo fosiliza. La salida no es binaria: es graduar lo que se cuenta, con quién y en qué momento.

V. Cuidar a quien se queda: autocuidado como acto moral

Cuando la persona muere, muchas veces quien cuidaba «cae» después. Durante la enfermedad, el cuerpo del cuidador funcionó a base de adrenalina; al ceder la urgencia, irrumpe la fatiga. Comer se olvida, dormir se rompe, el calendario se vuelve enemigo. Acompañar a ese cuidador es ética aplicada.

Plan de 21 días para el cuidador reciente

- Sueño: fijar hora mínima de acostarse (aunque no haya hambre de sueño).
- Alimentación: tres ingestas simples (no perfectas) + hidratación visible (botella marcada).

- Movimiento: 10-20 minutos diarios (caminar, estirar, subir escaleras).
- Contacto: una conversación breve con alguien confiable (no logística, vínculo).
- Un gesto del ausente: cocinar su sopa, escuchar su canción, regar su planta.

No es una lista de productividad; es una red elemental para que la vida no se caiga.

VI. Duelos difíciles: culpas, deudas, secretos y amores incompletos

Hay duelos que no caben en moldes. Relaciones con conflictos abiertos; secretos que emergen tras la muerte; amores clandestinos que no pueden despedirse en público; culpas reales o fantaseadas. En estos casos, el acompañamiento exige escucha sin policía moral y cuidado en la exposición.

Yo vi a Alicia durante años ocupar el lugar correcto y equivocado al mismo tiempo. Amó a Manuel en silencio, con una lealtad que no reclamaba nombre. En el funeral fue presentada como la colega. Nadie preguntó más. Cuando el último abrazo se hubo dado y la sala empezó a vaciarse, se acercó a su hijo y dijo en voz baja: «¿Puedo quedarme diez minutos cuando todos se vayan?». Cerraron la puerta. No fue un acto dramático. Dejó una carta y un pañuelo sobre el ataúd, como quien deposita lo que no tuvo permiso de decir en vida. No reescribió la historia, no se corrigieron injusticias ni se revelaron verdades. Se hizo algo más pequeño y humano: se abrió un espacio breve para que su duelo existiera sin herir a otros. A veces, eso es todo lo que se puede —y todo lo que se debe— hacer.

Las culpas se trabajan con narrativa completa (qué pasaba, qué se intentó, qué no se podía) y con perdones posibles (decir, escribir, simbolizar). Los secretos piden marcos: no todo debe salir a la plaza;

sí debe encontrar un lugar donde no se pudra por falta de aire. A veces ese lugar es la terapia; a veces, una persona de confianza.

VII. El eco corporal: cuando el cuerpo sigue hablando

La ausencia no se queda en la memoria. Resuena en el cuerpo. A veces de manera brusca, otras de forma casi imperceptible. Una taquicardia al pasar por el lugar habitual. Una opresión en el pecho al oler su perfume en una bufanda olvidada. Un nudo en la garganta al abrir un cajón que llevaba semanas cerrado. Una bruma mental al intentar leer correos que antes se respondían sin pensar. El cuerpo recuerda antes que la cabeza. Y recuerda sin pedir permiso.

No es patología, al menos no en sí misma. Es memoria somática: el cuerpo dando cuenta de un vínculo que existió, de una presencia que organizaba ritmos, gestos y tiempos. El sistema nervioso no entiende de ausencias simbólicas; entiende de hábitos interrumpidos. Por eso reacciona. Por eso insiste. No para hacer daño, sino para avisar que algo importante cambió.

He visto personas preocuparse porque «ya pasó mucho tiempo» y el cuerpo sigue reaccionando. Se asustan de sus propias respuestas: el sobresalto, el cansancio que no se explica, la dificultad para concentrarse, la emoción que aparece en un lugar público sin aviso. Creen que algo anda mal. Y muchas veces lo que ocurre es lo contrario: el cuerpo está haciendo su trabajo. Está intentando integrar una pérdida que no es solo mental ni emocional, sino profundamente relacional.

El problema aparece cuando interpretamos estas señales como fallas que hay que eliminar rápido. Cuando el cuerpo es tratado como enemigo. En esos casos, el eco no se apaga: se amplifica. En cambio, cuando se lo escucha con respeto —sin romantizarlo ni medicalizarlo de inmediato— algo se ordena. Nombrar lo que pasa, reconocer el vínculo que está detrás, baja el miedo. El cuerpo deja de gritar cuando siente que alguien está prestando atención.

Hay días en que el eco es más fuerte. Fechas, lugares, canciones, trayectos. Y hay otros en que se atenúa, sin desaparecer del todo. Eso no es retroceso ni avance. Es ritmo. El cuerpo no sigue calendarios sociales; sigue procesos biológicos y afectivos. Pretender que «ya no reaccione» es pedirle que olvide lo que fue importante. Y el cuerpo, afortunadamente, no sabe hacer eso.

Aprender a convivir con este eco corporal no significa resignarse al malestar perpetuo. Significa reconocerlo como parte del proceso. A veces basta con anticipar: saber que tal lugar puede remover, que tal olor puede doler. A veces ayuda poner un borde: respirar, sentarse, salir antes, tocar un objeto de anclaje. No para evitar el recuerdo, sino para no quedar atrapado en él.

El cuerpo en duelo no está descompuesto. Está habitando una ausencia. Y como todo lo que se habita por primera vez, al inicio resulta torpe, cansador, desordenado. Con el tiempo —no sin idas y vueltas— aprende nuevos caminos. No borra los antiguos, pero deja de tropezar con ellos a cada paso.

Escuchar el eco corporal no cura el duelo. Pero lo vuelve menos amenazante. El cuerpo deja de ser un campo de batalla y vuelve a ser lo que siempre fue: un lugar donde el amor dejó huella. Y las huellas, cuando se reconocen, no impiden avanzar. Simplemente recuerdan por dónde se ha caminado.

VIII. Escuela, trabajo y calle: el duelo en lo público

La vida sigue, hostil, como si nada hubiera cambiado, mientras adentro todo cambió. Volver a la oficina, a las clases, al mercado, al bus es enfrentar la asimetría entre el mundo propio y el mundo ajeno. Las instituciones pueden humanizar o endurecer.

Buenas prácticas organizacionales

- Buenas prácticas organizacionales
- Permisos de duelo realistas y flexibles.

- Comunicación sensible: evitar «enviar condolencias» por *mailing* frío y masivo.
- Reintegro gradual, con expectativas ajustadas.
- Un referente de confianza (jefe, tutor) que mire sin vigilar.

No es sensibilidad barata: reduce ausentismo y evita cronificar el dolor.

IX. El eco en niños y adolescentes: cuidado del lenguaje y del tiempo

Niños y adolescentes viven el duelo sin manual y sin palabras. Conviene evitar eufemismos («se fue de viaje», «está dormida»), porque confunden y aumentan la ansiedad. Es mejor decir una verdad simple, con marcos de seguridad:

- «Murió; eso significa que su cuerpo dejó de funcionar y no va a volver».
- «Podemos estar tristes y también jugar; ambas cosas son normales».
- «Si te enojas, te acompaño».

Rituales con niños: cajas de memoria, dibujos, plantar un árbol, cartas al cielo, fotos que se puedan tocar. Con adolescentes ayudan los espacios de pares, el deporte, el arte. No convertirlos en «adultos sustitutos»; sí ofrecer responsabilidades acotadas si ellos las piden.

X. Fechas señaladas: olas con horario

Cumpleaños, aniversarios, navidades, «primeras veces sin». Prepararlas no invoca dolor; lo encuadra. Ayuda hacer un plan mínimo: con quién estar, qué comer, qué rito breve sostener, qué margen dejar para salir si aprieta.

Regla 60/40

- 60 % de lo conocido, 40 % de lo nuevo.
- Demasiado igual duele; demasiado distinto desarraiga. Un equilibrio permite honrar y respirar.

XI. Cuando el duelo se enreda: señales de alarma y salidas

No patologizamos el dolor. Sí reconocemos señales que invitan a sumar ayuda:

- Incapacidad sostenida para cubrir necesidades básicas.
- Aislamiento total más allá de lo esperable.
- Culpa invasiva que impide cualquier disfrute.
- Consumo problemático de alcohol o fármacos.
- Ideas persistentes de muerte sin anclajes protectores.

Ahí, derivar no es abandono: es amor práctico.Psicooncología, terapia de duelo, grupos, acompañamiento espiritual, psiquiatría cuando corresponda. Hay que explicar que buscar ayuda no traiciona el vínculo: lo protege, permitiendo que el recuerdo conviva con una vida que sigue.

XII. Lo que queda vivo: eco como resonancia

El eco no es repetición literal; es resonancia. Lo que queda vivo del ausente no es únicamente su nombre o sus objetos; es lo que encendió en quienes siguen: valores, gestos, expresiones, recetas, canciones, maneras de entrar a una habitación, modos de escuchar. Ese eco guía decisiones futuras («¿qué harías tú?») y, no pocas veces, protege de extravíos.

Conty perdió a su hermana. Meses después, la vio en su manera de mirar a los pacientes. «Ella escuchaba sin reloj», dijo. Conty no olvidó el dolor, pero heredó una manera.

Cultivar el eco es elegir qué resonancias nutrir y cuáles no. Si el ausente enseñó un humor que oxigena, conservarlo. Si enseñó silencios que lastiman, no reproducirlos. La fidelidad no es imitación; es discernimiento.

XIII. Ética del legado inmediato: decir lo indispensable, no lo perfecto

En la urgencia de una muerte reciente, a veces se espera del doliente algo que no se debería pedir, ni siquiera sugerir o imaginar: *palabras inspiradas*, frases redondas, textos que «representen bien» lo ocurrido.

Se espera un *post* para redes sociales, un discurso en el funeral, una nota pública, una declaración que calme a los otros.

Exigir eso es, de verdad, crueldad. No por mala intención, sino por desconocimiento de lo que implica el duelo temprano: el cuerpo aún está en shock, la mente fragmentada, el lenguaje roto.

El legado inmediato, si hace falta expresarlo, no necesita ser completo ni profundo. Puede ser mínimo. Provisorio. Torpe, incluso. Puede ser una línea, no un manifiesto.

A veces, lo único que se puede decir —y eso basta— es algo como:

- «Gracias por sostener, por reír conmigo, por hacer hogar».
- «Me quedo con tu manera de saludar al llegar: mirabas de verdad».
- «Voy a regar tus plantas; no prometo más por hoy».

No explican una vida entera. No ordenan el dolor. No cierran nada.

Pero son verdaderas y, en ese momento, la verdad simple cuida más que cualquier elaboración perfecta.

He visto familias angustiarse porque «no saben qué escribir», porque sienten que cualquier palabra es insuficiente o banal. He visto hijos pedir disculpas por no poder hablar en un funeral.

He visto personas quedarse en silencio por miedo a decir algo «incorrecto».

Y, sin embargo, he visto también cómo un gesto mínimo puede ser profundamente fiel:

- Una hija que solo dijo: «Gracias por enseñarme a escuchar música en silencio».
- Un esposo que escribió en una tarjeta: «Te sigo esperando a la hora del café, aunque ya no llegues».
- Un amigo que no habló, pero dejó una herramienta reparada sobre la mesa, como hacía siempre el que murió.

Eso también es legado. Un legado habitable, no heroico.

El problema aparece cuando confundimos legado con rendimiento emocional. Cuando creemos que hay que decir algo «a la altura», cuando, en realidad, lo único ético es decir lo que alcanza.

El legado inmediato no está para explicar la muerte ni justificar la vida. Está para marcar continuidad, aunque sea muy mínima: algo sigue vivo, algo se honra, algo no se pierde del todo.

Lo demás —las palabras largas, las narrativas más complejas, los sentidos más elaborados— viene después, si viene.

Y si no viene, tampoco hay fracaso.

Porque, en el inicio del duelo, decir poco no es falta de amor.

Es respeto por el propio límite. Y ese respeto también es una forma profunda de cuidado.

XIV. Bioética de la ausencia: confidencialidad, fotos, redes, homenajes

En la era de lo compartible, la muerte corre el riesgo de convertirse en contenido. La bioética de la ausencia pide límites:

- Confidencialidad: respetar la privacidad clínica del difunto; no convertir la ficha en anécdota.
- Imágenes: no publicar fotos del cuerpo ni del dolor de otros sin consentimiento explícito.
- Ritual digital: memoriales en redes con moderación de comentarios; no imponer exposición.
- Homenajes: pedir permiso a la familia para actos públicos, tiempos y textos.
- Niños: no usar su imagen en duelo sin consentimiento informado de quienes tienen la tuición y sin evaluar el impacto.

La intención puede ser buena; el efecto puede ser dañino si olvida la dignidad.

XV. Reconciliaciones posibles (y las que no llegan)

A veces, la muerte apura llamadas, cartas, búsquedas. Otras veces llega antes. Demasiado antes.

Hay reconciliaciones que no ocurren —y no ocurrirán— porque el tiempo no alcanzó, porque el lenguaje no llegó, porque la enfermedad se llevó a la persona antes de que el vínculo pudiera ordenarse.

Acompañar en esos casos exige una ética particular: no espiritualizar lo imposible ni forzar cierres que no existieron. No todo se repara. No todo se explica. Y no todo se transforma en paz.

Pero, incluso cuando la reconciliación externa no ocurre, puede abrirse otro camino: la reconciliación interna. No con el muerto —porque no responde—, sino con la propia historia.

Eso implica:

- perdonarse por lo que no se dijo cuando no se pudo decir,
- reconocer los límites reales (no los ideales),

- elegir conscientemente no heredar violencias, silencios o culpas que no corresponden.

Ritual mínimo (cuando no hubo despedida)

No reescribe la historia.

No inventa finales.

Pero permite seguir escribiendo la propia.

Algunas formas posibles:

- Escribir lo que se quería decir y decidir qué hacer con ello: guardarlo, quemarlo, enterrarlo.
- Pedir perdón en primera persona, sin imaginar respuestas del ausente.
- Realizar un gesto reparador con terceros, solo si no reabre heridas ni desplaza el conflicto.

Estos actos no buscan cerrar el duelo, sino hacerlo habitable.

Después de la muerte de mi madre, escribí una carta. No fue inmediata. No fue ordenada. No fue bella.

Era todo lo que no alcanzó a decirse cuando la enfermedad avanzó más rápido que el lenguaje. Lo que no cupo en las videollamadas. Lo que quedó suspendido cuando ya no me reconocía.

Al escribirla, me sorprendí de algo incómodo: ya no podía enojarme con ella como antes. No porque las heridas no hubieran existido, sino porque la muerte había hecho algo extraño con la memoria. No borró lo difícil, pero lo desactivó. Las escenas duras seguían ahí, pero ya no dolían igual.

Y entonces entendí algo que no me gusta decir sin cuidado: no es que «todo muerto sea bueno». Es que la muerte inmoviliza.

Ya no hiere. Ya no discute. Ya no responde mal. El muerto no se vuelve mejor. Se vuelve definitivo.

Y, en esa definitividad, la memoria —si uno la deja— empieza a seleccionar para sobrevivir. No porque mienta, sino porque el cuerpo no puede cargar con todo al mismo tiempo.

Esa carta no la envié. No la quemé. No la ritualicé demasiado. La guardé. No para ella. Para mí. Porque no cerró nuestra historia. Pero me permitió seguir viviendo sin pelear todos los días con una conversación que ya no podía ocurrir.

XVI. El lenguaje del amor en ausencia: microfidelidades

La ausencia reeduca el amor. Ya no se expresa en llamadas, compras, paseos, abrazos. Se vuelve microfidelidades: apagar la luz a la hora que le gustaba; mantener el jueves de su receta; poner la radio en ese programa; mirar el jardín como lo miraba; saludar a las personas del mercado como él o ella lo hacía. Son gestos pequeños que no convierten la vida en museo, pero mantienen encendida la hebra que nos hacía nosotros.

Cada noche, Efren da cuerda al reloj que él reparaba. No es culto al objeto. Es fidelidad a una rutina compartida que le dice al cuerpo: todavía hay casa.

XVII. ¿Y si no quiero «seguir»? Ambivalencias que nombrar

Quien duele a veces no quiere salir a la calle, no quiere comer, no quiere responder mensajes. A veces dice: «No quiero seguir». No se trata de intervenir con consignas de superación; se trata de nombrar la ambivalencia («una parte no quiere seguir; otra te trajo hasta aquí a decirme esto») y de buscar anclajes:

- ¿Quién te sostiene hoy, aunque sea un poco?
- ¿Qué haría el día un 1 % menos pesado?
- Si hoy hubiera un solo gesto hacia el mañana, ¿cuál sería?

No se prometen amaneceres rosados; se habilita un paso vivible.

XVIII. El eco en el equipo que acompañó: no romantizar el cansancio

El equipo que estuvo presente también queda resonando.

No siempre de la misma manera. Unos recuerdan una frase dicha al final. Otros, un silencio incómodo que nadie supo llenar.

Otros, un olor —a alcohol gel, a café frío, a ropa guardada demasiado tiempo— que vuelve sin aviso en otro turno, en otro pasillo, con otro paciente. Ese es el eco.

El duelo profesional, ya trabajado en otros capítulos, aquí no aparece como llanto explícito ni como quiebre visible. Aparece de una forma más sutil y persistente: en las prácticas que cambiamos después de esa historia, en los límites que aprendemos a poner, en las palabras que dejamos de usar, en los gestos que incorporamos sin darnos cuenta.

Hay pacientes que no se olvidan. No porque hayan sido «especiales», sino porque nos enseñaron algo.

A veces, el aprendizaje es técnico: anticipar mejor un síntoma, explicar antes una decisión, no llegar tarde a una conversación clave.

Otras veces es ético: entender que insistir también puede dañar, que retirar no siempre es abandonar, que la verdad necesita tiempo y marco.

Y, muchas veces, es humano: entrar más despacio a una pieza, sentarse antes de hablar, dejar de llenar el silencio por ansiedad propia.

Ese aprendizaje no siempre se nombra. Pero queda.

El riesgo aparece cuando confundimos ese eco con obligación.

Cuando el cansancio se romantiza como vocación. Cuando se espera del equipo que «aguante», que «sea fuerte», que siga funcionando como si nada hubiera pasado. El eco sano no exige sacrificio. Exige conciencia.

Un equipo que escucha su eco no se endurece: se afina. No se vuelve heroico: se vuelve más honesto con sus límites. No acumula muertes como medallas: aprende a cerrar. Por eso, los rituales mínimos importan.

Microrritual de pasillo

Tras una muerte, no siempre hace falta una reunión larga ni palabras profundas. A veces basta con algo pequeño, repetible, sobrio:

- 60 segundos de silencio.
- Un «gracias por lo que nos enseñó».
- Y volver a entrar a la vida.

No se santifica la muerte. No se idealiza el sufrimiento.

No se convierte al paciente en símbolo.

Se reconoce humanidad compartida. He visto cómo ese minuto cambia el clima de un turno. Cómo permite que la historia no se infiltre de forma tóxica en la siguiente habitación. Cómo evita que el dolor se acumule sin nombre y termine expresándose como irritabilidad, distancia o cinismo. El microrritual no resuelve el duelo del equipo. Pero previene el desgaste moral.

Porque, cuando no hay cierre —aunque sea mínimo—, el cuerpo del profesional sigue trabajando, pero algo adentro empieza a apagarse.

Y, cuando eso ocurre, el cuidado pierde profundidad.

No romantizar el cansancio es entender esto: sentir peso no es fragilidad, necesitar cierre no es falta de vocación, poner límites no es abandonar al paciente que viene.

El eco bien cuidado no nos persigue. Nos acompaña. Nos recuerda por qué hacemos esto, qué no queremos repetir y cómo seguir estando sin perder humanidad.

Y eso, en un trabajo donde la muerte es parte del paisaje, no es un lujo emocional. Es ética aplicada.

XIX. Las palabras que no lastiman (y las que sí)

Sostienen

- «Aquí estoy».
- «No sé qué decir, pero puedo quedarme».
- «¿Quieres que te ayude con...?» (concreto).
- «Podemos hablar de ella/él cuando quieras».
- «No hay prisa».

Lastiman (aunque se digan con buena intención)

- «Todo pasa por algo».
- «Ya está en un lugar mejor» (sin conocer creencias).
- «Sé exactamente cómo te sientes» (no lo sabemos).
- «Ya deberías estar mejor».
- «Tienes que ser fuerte».

Las palabras que sostienen abren; las que lastiman cierran. La compasión es una sintaxis: elegir verbos de presencia más que imperativos de desempeño.

XX. Gratitud y sentido: el eco como brújula

Con el tiempo, la mayoría de los dolientes encuentra algún sentido suficiente (no una explicación total) para seguir caminando: un valor del ausente, una causa, una práctica cotidiana, una presencia que continúa de otro modo. Ese sentido no compite con la pena; la acompaña.

No forzamos la llegada del sentido. Sí lo reconocemos cuando aparece:

- «Esto que haces cada domingo es tu forma de llevarlo».
- «Ese límite que pusiste, ella te lo enseñó».
- «Cuando eliges ese camino, estás honrando su manera».

El eco se vuelve brújula cuando ayuda a decidir en dirección a la vida que continúa con fidelidad.

XXI. El eco que nos permite seguir

El eco de la vida en la ausencia no es ruido de fondo: es una música tenue que acompasa los pasos cuando el camino parece demasiado silencioso. Al principio, duele escucharla; después, se extraña cuando no suena. No compite con el presente; lo enlaza con lo vivido.

Si tuviera que condensar este capítulo en cuatro líneas, diría:

- Fidelidad al difunto: contar su vida con verdad, sin reducirla al desenlace.
- Fidelidad a quien sobrevive: cuidar el cuerpo, pedir ayuda, permitirse oscilaciones.
- Fidelidad a la comunidad: sostener sin invadir, legitimar los tiempos, ofrecer manos.
- Fidelidad al legado: elegir qué resonancias alimentar y cuáles dejar ir.

El eco no sustituye la voz original; la recuerda. Y, al recordarla, nos recuerda también quiénes somos cuando amamos. Con ese eco, la ausencia no se vuelve presencia —no miento—, pero la presencia que queda en quienes seguimos se hace más viva. Y eso, muchas veces, alcanza para dar el siguiente paso.

13. El papel de la comunidad

Nadie duele en el vacío. El apoyo social reduce el estrés, legitima las lágrimas y previene el aislamiento. La comunidad sana cuando legitima el tiempo del dolor —permisos por duelo, rituales, acompañamiento práctico— y evita el optimismo tóxico de frases como: «Sé fuerte» o «Todo pasa por algo». A veces, la mejor ayuda es: «Estoy».

I. Nadie duele solo (aunque a veces se quede solo)

Hay una escena que se repite con una regularidad silenciosa: una casa llena el día del funeral y vacía una semana después. El ruido inicial, las flores, los abrazos, las llamadas y los mensajes dan paso a un tiempo más quieto, más áspero. Es ahí cuando el duelo empieza a pesar de verdad. No porque el dolor sea nuevo, sino porque el sostén se retira.

Decir que «nadie duele solo» es una verdad incompleta. Nadie debería doler solo, pero muchos lo hacen.

La comunidad —familia, amigos, vecinos, trabajo, escuela, iglesia, club— puede ser un refugio o un desierto. La diferencia no está en la buena intención, sino en la capacidad de estar sin invadir y de sostener sin exigir.

Acompañar desde la comunidad no significa resolver el dolor del otro. Significa no abandonarlo cuando el impacto inicial pasa y el mundo sigue. En cuidados paliativos aprendemos pronto que el sufrimiento no disminuye solo porque el tiempo avanza; disminuye cuando hay presencia.

II. La comunidad como «segundo cuerpo»

Cuando alguien muere, la persona que queda pierde algo más que un vínculo: pierde un sistema de apoyo concreto. Pierde a quien cocinaba, a quien escuchaba, a quien resolvía, a quien estaba. La comunidad, cuando funciona, se convierte en un segundo cuerpo que compensa —parcialmente— esa ausencia.

Ese segundo cuerpo no necesita ser perfecto ni omnipresente. Necesita ser confiable. Saber que hay alguien que puede llevar a los niños, alguien que recuerda las fechas, alguien que se sienta sin hablar, alguien que pregunta: «¿Te acompaño o prefieres estar solo?».

Después de la muerte de Ana, sus amigas pegaron una hoja en el refrigerador: «lunes: comida; martes: trámites; miércoles: niños; jueves: silencio». No era una organización sofisticada; era una coreografía mínima para que la vida no se cayera del todo.

La comunidad que acompaña no improvisa todo el tiempo: se organiza con humildad, entiende que el dolor ajeno no es espectáculo ni urgencia eterna, y aprende a retirarse sin desaparecer.

III. Lo que la comunidad suele hacer mal (aunque quiera hacer bien)

Buena parte del sufrimiento social del duelo no nace de la maldad, sino de la incomodidad frente al dolor. Cuando no sabemos qué hacer con la pena del otro, tendemos a apresurarla, minimizarla o espiritualizarla sin permiso.

Hay frases que buscan ayudar, pero cierran puertas: «Sé fuerte»; «Todo pasa por algo»; «Ahora descansa»; «Tienes que seguir».

Estas frases no acompañan: interrumpen. No porque sean falsas, sino porque no escuchan.

Otras veces, la comunidad desaparece por miedo: miedo a decir algo mal, miedo a contagiarse de tristeza, miedo a no saber sostener.

El silencio absoluto, cuando no ha sido elegido por quien duele, se vive como abandono.

IV. El valor del «estoy» frente al «dime qué hago»

En el acompañamiento comunitario, la frase más potente suele ser la más simple: «Estoy». No pregunta, no prescribe, no apura. Abre un espacio donde el otro puede decidir qué necesita.

El duelo no necesita animadores ni coaches. Necesita testigos confiables.

Cada tarde, un vecino se sentaba junto a Marta en el banco. No hablaban. A veces, solo miraban pasar perros. «Es el único momento del día en que no tengo que explicar nada», dijo ella. Ese banco fue comunidad.

La comunidad sana no obliga a hablar ni a callar. Ofrece disponibilidad y respeta el ritmo.

V. Comunidad no es multitud: el valor del círculo pequeño

En el duelo, más gente no siempre es mejor. Muchas personas dolientes se sienten abrumadas por visitas constantes, mensajes interminables, llamadas que exigen respuesta emocional. La comunidad más reparadora suele ser un círculo pequeño y estable.

Ese círculo, por lo general, conoce la historia, recuerda fechas, no exige rendimiento emocional y tolera retrocesos.

VI. El tiempo comunitario no es el tiempo del duelo

Uno de los mayores desajustes ocurre cuando la comunidad se adelanta al duelo. A los tres meses pregunta: «¿Cómo estás ahora?», esperando mejoría. Al año dice: «Ya pasó». El duelo no responde a calendarios sociales.

La comunidad que acompaña bien aprende a desfasarse: sigue presente cuando ya no hay ritual, recuerda fechas que otros olvidan, permite volver a llorar en momentos inesperados.

El día del aniversario, nadie llamó. Por la noche sonó el timbre: una vecina con pan caliente. «Me acordé hoy», dijo. No preguntó nada más. Ese pan fue comunidad.

VII. Comunidad y ritual: sostener sin imponer

Los rituales ayudan a ordenar el caos, pero solo si respetan la singularidad. Una comunidad sana ofrece rituales, no los impone.

Puede ser: una misa, si hay fe; una caminata, si hay cuerpo; una comida, si hay mesa; una canción, si hay música; un silencio compartido, si no hay palabras. La clave no es el rito, sino el permiso.

Principio paliativo aplicado

Lo reparador no es el ritual «correcto», sino el que honra la vida vivida y acompaña a los vivos.

VIII. Comunidad y niños: presencia sin ocultamiento

Cuando hay niños, la comunidad suele equivocarse por exceso de protección. Se los saca de la escena, se les oculta la muerte, se les pide que «no molesten». El resultado suele ser más miedo.

Los niños no necesitan explicaciones técnicas, pero sí verdad sencilla y adultos disponibles.

Los compañeros de curso llenaron una caja con dibujos para Sofía. Nadie le dijo: «Sé fuerte». Le dijeron: «Dibujemos contigo». Esa caja acompañó meses.

IX. Comunidad laboral: el duelo no se queda en casa

El duelo entra a la oficina, al hospital, a la escuela. Pretender que se deje en la puerta es deshumanizante. Las instituciones también son comunidad, y su rol es crucial.

Buenas prácticas laborales: permisos reales por duelo, retorno gradual, flexibilizar metas, evitar exposición innecesaria, nombrar la pérdida sin dramatizar.

El jefe que preguntó distinto: «No espero que estés bien. Espero que no estés solo en esto», dijo. Esa frase permitió trabajar sin fingir.

X. Comunidad y fe: sostener sin colonizar

Las comunidades de fe pueden ser un gran sostén o una gran herida. Todo depende de si acompañan con humildad o con certezas impuestas.

Acompañar desde la fe implica: ofrecer oración, no imponerla, permitir duda, rabia, silencio, no usar a Dios como explicación, sostener presencia más que doctrina.

La espiritualidad compartida consuela cuando escucha, no cuando corrige.

XI. Comunidad y límites: saber retirarse sin desaparecer

Acompañar no es quedarse para siempre. La comunidad sana aprende a retirarse sin cortar el hilo. Sabe volver a su vida sin abandonar la del otro.

Eso implica: no exigir gratitud, no fiscalizar progreso, seguir disponible sin invadir.

El mensaje justo: «Hoy pensé en ti. No respondas si no quieres». Ese mensaje no pesa. Sostiene.

XII. El equipo de salud como comunidad transitoria

Para muchas familias, el equipo de salud es la primera comunidad tras la muerte. Un gesto, una llamada, una presencia posterior al fallecimiento pueden marcar una diferencia profunda.

He visto familias sostenerse años con una frase dicha en el pasillo, con una enfermera que volvió a entrar, con un médico que no salió corriendo.

La comunidad profesional no debe prometer continuidad eterna, pero sí un cierre humano.

XIII. Cuando el duelo se vuelve identidad comunitaria

Algunas comunidades quedan atrapadas en el dolor, haciendo de la pérdida su centro permanente. Acompañar también implica invitar a la vida sin negar la muerte.

La comunidad sana permite: seguir celebrando, reír sin culpa, incluir nuevos vínculos. Recordar no es quedarse detenido; es integrar.

XIV. La comunidad como refugio imperfecto

La comunidad no cura el duelo. No borra la ausencia. No acelera el proceso. Pero puede hacer algo inmenso: impedir que el dolor se vuelva soledad.

Cuando la comunidad acompaña con respeto, paciencia y humildad, el duelo se vuelve más habitable. Cuando se equivoca, puede aprender. Cuando no está, puede buscarse otra.

A veces, la mejor ayuda no es saber qué decir, sino decidir quedarse.

14. Construir legado: de la memoria a la acción

Hay un momento, siempre distinto para cada persona, en que el duelo deja de ser solo un dolor que pesa en el pecho y comienza a convertirse en una pregunta. No una pregunta urgente ni ruidosa, sino una que aparece en los gestos pequeños: ¿qué hago ahora con todo este amor que ya no tiene destinatario? Esa pregunta marca un umbral silencioso. No significa que el dolor haya terminado. Significa que algo empieza a moverse.

Lo he visto muchas veces. Al principio, la memoria queda atrapada en los últimos días: la cama, el sonido de la respiración, la escena final. La mente vuelve una y otra vez allí, como si repasar pudiera cambiar algo. Esa repetición —la rumiación— es comprensible. Es el intento de la psiquis por ordenar lo insoportable. Pero con el tiempo, si el acompañamiento es adecuado y el entorno no exige atajos, algo empieza a cambiar. La memoria se desplaza. Sin desaparecer el dolor, aparecen otros recuerdos: una risa, una frase, una costumbre compartida. La memoria deja de ser solo herida y empieza, lentamente, a convertirse en reminiscencia.

Recuerdo a Elena, semanas después de la muerte de su esposo. Al inicio no podía hablar de él sin quebrarse. Todo se detenía en la imagen del hospital. Un día, sin previo aviso, me dijo: «Hoy me acordé de cómo silbaba cuando regaba las plantas. Me dio rabia… y después me reí». No era una anécdota cualquiera. Era una señal. El recuerdo ya no estaba pegado solo al final; había vuelto a la vida compartida. Ese desplazamiento no borra el dolor, pero lo hace respirable.

Ahí es donde comienza, muchas veces, la construcción del legado. No como un proyecto grandilocuente ni como un homenaje formal, sino como una traducción íntima: qué hago yo, hoy, con lo que esa persona dejó en mí. El legado no es lo que se exhibe; es lo que se encarna.

En nuestra cultura tendemos a pensar el legado como algo material o público: una obra, una fundación, una placa. Eso existe y puede ser valioso, pero en el duelo cotidiano el legado suele ser mucho más modesto y, por lo mismo, más potente. Puede ser una manera de escuchar, una forma de cocinar, una ética del trabajo, un sentido del humor, una frase que se repite casi sin querer. He visto personas que, sin proponérselo, empiezan a cuidar a otros como fueron cuidadas. Otras que sostienen la mesa abierta porque aprendieron que ahí pasaba lo importante. Otras que, simplemente, deciden no repetir ciertos silencios que les dolieron. Todo eso es legado en acción.

Hay una idea que suelo compartir cuando el tiempo lo permite: el amor no desaparece con la muerte; se transforma en energía disponible. Si no encuentra cauce, duele más. Si encuentra forma, no elimina la pena, pero la vuelve fértil. Construir legado no es «superar»; es redirigir.

No siempre ese redireccionamiento es consciente. A veces aparece como impulso. Otras, como resistencia. «No quiero que esto termine acá», dicen algunos. Y tienen razón. No termina. Cambia de lugar. La pregunta ética es cómo cambia.

He visto memorias que se quedan atrapadas en el reproche eterno. Ahí el legado se vuelve peso. También he visto memorias idealizadas, donde el ausente se vuelve inalcanzable y la vida del que queda se empequeñece. Ninguno de esos extremos repara. El legado sano se construye cuando la memoria puede ser completa, con luces y sombras, y aun así digna de ser llevada hacia adelante.

Una vez, una hija me dijo: «Mi mamá era generosa, pero también muy dura. No quiero quedarme solo con la dureza». Esa frase ya era legado. Estaba eligiendo qué parte continuar y cuál dejar ir. Construir legado implica discernimiento. No todo se hereda. No todo se repite. Elegir también es honrar.

En el contexto paliativo, el legado a veces comienza incluso antes de la muerte. Hay pacientes que lo intuyen y lo nombran: «Quiero que recuerden esto», «No se olviden de aquello», «Cuida a tu hermano». Otras veces no hay palabras, pero hay gestos que piden ser leídos: ordenar papeles, regalar objetos, escribir una nota breve, pedir una canción. Facilitar esos gestos es parte del cuidado. No para cerrar la historia, sino para dejar hilos.

Recuerdo a un hombre que, ya muy debilitado, pidió grabar audios cortos para sus nietos. No discursos, no consejos para la vida. Audios simples: «Hola», «Estoy orgulloso de ti», «Ríete harto». Meses después, su hija me dijo que esos audios no la hacían llorar como esperaba. Le daban fuerza. El legado había encontrado un formato habitable.

Pero no siempre hay palabras previas ni encargos explícitos. Muchas muertes llegan sin preparación. Ahí el legado se construye desde los vivos, con lo que tienen a mano. A veces es una acción concreta: donar libros, continuar un proyecto, terminar una obra inconclusa. Otras veces es simbólico: plantar un árbol, escribir una carta que no se enviará, encender una vela en una fecha. El error es pensar que debe ser algo grande. El acierto es encontrar algo verdadero.

He visto familias quedarse atrapadas en la idea de «hacer algo importante» y paralizarse. También he visto otras elegir algo pequeño y constante: una comida mensual, una caminata anual, una *playlist* compartida. La constancia suele sanar más que la espectacularidad. El legado no necesita aplausos; necesita permanencia.

En este punto, suele aparecer una tensión delicada: ¿hasta dónde el legado ayuda y hasta dónde se convierte en obligación? Hay personas que se sienten atrapadas por mandatos implícitos: «Debo vivir como él habría querido», «No puedo cambiar nada porque lo traiciono». Cuando el legado se vuelve cárcel, deja de ser legado. El acompañamiento compasivo siempre ayuda a distinguir entre honrar y sacrificarse. Honrar da vida. Sacrificarse eternamente la quita.

Construir legado no significa vivir por el otro. Significa vivir con el otro adentro, sin que eso anule la propia biografía. A veces, el legado más honesto es permitir que la vida continúe con nuevas relaciones, nuevos proyectos, nuevas alegrías. Eso no borra lo anterior; lo expande.

También hay legados que se construyen desde el dolor social. Personas que, tras una pérdida, transforman su experiencia en acompañamiento para otros: grupos de apoyo, voluntariado, cambios en prácticas de salud, acciones comunitarias. No porque el dolor «sirva», sino porque puede compartirse sin ser replicado. En esos casos, el legado se vuelve puente.

Sin embargo, es importante decirlo con claridad: el crecimiento y la acción no son obligatorios. No todo duelo debe producir algo visible. Hay personas cuyo legado se expresa en una vida más callada, más atenta, más humilde. Eso también cuenta. El criterio no es el impacto externo, sino la coherencia interna.

En niños y adolescentes, el legado adopta formas particulares. A veces se expresa en dibujos, juegos, frases repetidas. Acompañar ahí implica no corregir ni apurar significados. Un niño que duerme con una camiseta del padre no está «estancado»; está tejiendo vínculo. Con el tiempo, esa camiseta puede transformarse en cojín, en recuerdo, en historia. El legado infantil pide tiempo y juego, no interpretaciones apresuradas.

En personas con deterioro cognitivo, el legado se construye en microgestos: canciones repetidas, fotos comentadas, rituales breves. No todo legado es narrativo; mucho es corporal. El cuerpo recuerda incluso cuando las palabras faltan.

Desde la bioética, construir legado también implica cuidar límites. No todo debe exponerse públicamente. No todo homenaje es apropiado. El consentimiento —explícito o implícito— importa. La dignidad del ausente no se negocia con la necesidad del vivo de hacer algo con su dolor. Acompañar éticamente es ayudar a encontrar formas que no dañen.

Hay un riesgo contemporáneo que vale la pena nombrar: convertir el duelo en contenido. Publicar, exhibir, narrar en exceso puede aliviar momentáneamente, pero también dejar al doliente más vacío. El legado no se mide en likes ni en reacciones. Se mide en continuidad con sentido.

Con el tiempo, cuando el legado encuentra su forma, el duelo cambia de textura. No desaparece. Se vuelve menos filoso. Aparece una gratitud extraña, no por la pérdida, sino por lo vivido. He escuchado muchas veces frases como: «Dolerá siempre, pero ya no me asusta tanto». Ese «ya no me asusta» es un hito. El amor ha encontrado un cauce.

Construir legado no es mirar siempre hacia atrás. Es permitir que lo vivido oriente el paso siguiente. Es preguntarse, en momentos concretos: ¿qué haría hoy con lo que aprendí de esta persona? A veces la respuesta será cuidar mejor. Otras, poner un límite. Otras, reírse un poco más. Todas son válidas si nacen de una memoria honesta.

Si tuviera que resumir este capítulo en una sola imagen, sería esta: el amor, al quedar sin cuerpo, busca manos. Y cuando encuentra manos que lo toman con cuidado, se convierte en acción. No borra la herida. Pero la transforma en camino.

El legado no es un monumento al pasado. Es un gesto en el presente que permite que la vida continúe sin negar lo que fue. En ese equilibrio —frágil, humano, siempre inacabado— muchos dolientes encuentran algo inesperado: la posibilidad de seguir viviendo sin dejar atrás a quien amaron.

El amor no termina con la muerte. Cambia de forma.
Cuando encuentra acción, se vuelve legado.

15. El duelo como camino de crecimiento

Hay una frase que escucho con frecuencia y que siempre me incomoda: «Todo pasa por algo». No porque sea necesariamente falsa, sino porque suele llegar demasiado pronto y demasiado sola. El dolor profundo no necesita explicación inmediata; necesita presencia. Solo después —a veces mucho después— puede aparecer algo distinto al sufrimiento puro. No una lección, no un premio, no una compensación. Algo más sutil: un cambio en la forma de estar en el mundo.

Hablar del duelo como camino de crecimiento exige mucho cuidado. No todo duelo produce crecimiento, y no todo crecimiento es visible. Hay pérdidas que dejan cicatrices que nunca se cierran del todo. Hay personas que no «salen fortalecidas» y aun así viven con dignidad. Por eso, cuando hablo de crecimiento, no hablo de superación, ni de optimismo forzado, ni de encontrar algo bueno en la muerte. Hablo de transformaciones posibles que, cuando ocurren, lo hacen sin borrar el dolor.

He acompañado a personas que, años después de una pérdida devastadora, no dirían jamás que «gracias a eso son quienes son». Y tienen razón. El sufrimiento no se agradece. Pero sí he escuchado algo distinto: «*No soy la misma persona*». No mejor, no peor. Distinta. Más consciente de lo frágil. Más cuidadosa con lo esencial. Menos tolerante a lo superficial. Esa diferencia no es una medalla; es una huella.

En psicología se habla de crecimiento postraumático para describir cambios positivos que pueden emerger tras experiencias profundamente adversas: vínculos más hondos, prioridades más claras, una percepción distinta de la propia fortaleza, una vida espiritual transformada. Pero en la práctica clínica, estas palabras solo tienen sentido si se entienden sin exigencia. Nadie está obligado a crecer. Nadie falla si no lo hace. El crecimiento, cuando ocurre, es un subproducto, no una meta.

El crecimiento postraumático (Tedeschi y Calhoun) no niega el dolor; describe cambios positivos que emergen tras la adversidad: vínculos más hondos, prioridades más claras, nuevas posibilidades, mayor fuerza personal y transformación espiritual.

Recuerdo a Teresa, que perdió a su hijo adulto en un accidente. Durante meses no podía salir de su casa. Dormía poco, comía mal, evitaba cualquier conversación que no fuera estrictamente necesaria. Un día, casi un año después, me dijo algo que nunca olvidé: «No estoy mejor, pero ya no me peleo conmigo por no estarlo». Ese fue su primer crecimiento. No fundó nada, no escribió un libro, no se volvió conferencista. Dejó de exigirse. Y en ese gesto mínimo, su vida empezó a ser un poco más habitable.

El duelo transforma, primero, la relación con uno mismo. Muchas personas descubren una compasión propia que no conocían. Aprenden a hablarse con más cuidado, a reconocer límites, a pedir ayuda sin vergüenza. Otras descubren, con sorpresa, que pueden sostener más de lo que imaginaban. No porque sean invencibles, sino porque sobrevivieron a lo impensable. Esa conciencia no elimina el miedo, pero cambia su lugar.

También cambia la relación con los demás. He visto duelos que profundizan vínculos y otros que los rompen. Algunas amistades se vuelven imprescindibles; otras se desvanecen. No siempre es una elección consciente. A veces, simplemente deja de haber energía para sostener relaciones superficiales. El crecimiento, en este sentido, no es sumar personas, sino ordenar la cercanía. Aprender con quién se puede llorar sin explicación. Con quién se puede reír sin culpa. Con quién no hace falta actuar.

En este proceso aparece, muchas veces, una claridad nueva respecto de las prioridades. Lo que antes parecía urgente pierde peso. Lo que se postergaba se vuelve central. No es raro que personas en duelo cambien de trabajo, modifiquen rutinas, reduzcan compromisos o se atrevan a decir que no. No como reacción impulsiva, sino como consecuencia de haber visto cuán frágil es el tiempo. El duelo no enseña a vivir rápido; enseña a vivir con más intención.

Sin embargo, no todos los duelos parten del mismo lugar ni recorren el mismo camino, a veces corto, otras veces largo. Hay una diferencia importante entre las pérdidas inesperadas y las esperadas, y ambas requieren cuidados distintos.

Las pérdidas inesperadas —accidentes, muertes súbitas, diagnósticos fulminantes— suelen dejar al cuerpo y a la mente en estado de shock. Aparece una anestesia emocional inicial, una sensación de irrealidad, una dificultad para integrar lo ocurrido. En estos casos, hablar de crecimiento temprano es casi siempre inapropiado. El primer objetivo no es transformarse, sino sobrevivir emocionalmente. Dormir un poco mejor. Comer algo. Volver a sentir el suelo bajo los pies. Cualquier discurso sobre «aprender algo» en esta fase suele vivirse como violencia.

En cambio, las pérdidas que son esperadas —cuando hubo enfermedad prolongada, cuidados paliativos, despedidas anticipadas— suelen venir acompañadas de ambivalencias distintas. Hay tristeza, pero también alivio. Culpa por sentir alivio. Cansancio extremo. Duelo anticipado que comienza antes de la muerte y continúa después. En estos casos, el crecimiento suele aparecer ligado al cuidado vivido: personas que descubren capacidades de ternura, paciencia o presencia que no sabían que tenían. Otras que, después de años de sostener, necesitan aprender algo igual de difícil: descansar sin culpa.

En ambos tipos de duelo, la clave no es explicar la muerte, sino honrar la vida que sigue. El crecimiento no consiste en darle sentido a lo ocurrido, sino en encontrar sentido a lo que viene. Y ese sentido no siempre es grandioso. A veces es simplemente volver a levantarse por la mañana con un poco menos de peso.

También hay transformaciones espirituales. No necesariamente religiosas. Personas que nunca habían pensado en lo trascendente comienzan a hacerse preguntas nuevas. Otras, profundamente creyentes, atraviesan crisis de fe que las dejan desorientadas. El crecimiento espiritual no es lineal ni predecible. A veces implica perder certezas y aprender a convivir con el misterio. A veces implica redefinir la relación con Dios, con la naturaleza, con el silencio. No hay trayectorias correctas. Hay búsquedas honestas.

He visto personas que, tras una pérdida, desarrollan una sensibilidad especial hacia el sufrimiento ajeno. No porque quieran convertirse en cuidadores profesionales, sino porque reconocen el dolor cuando lo ven. Otras se involucran en voluntariados, grupos de apoyo, cambios comunitarios. Pero insisto: eso no es un mandato. El crecimiento no se mide por impacto social, sino por coherencia interna. Hay crecimientos silenciosos que nadie aplaude y que, sin embargo, sostienen una vida entera.

También es importante decir que el crecimiento no es permanente. Hay retrocesos. Fechas que reabren heridas. Días en que todo lo trabajado parece no servir. Esto no invalida el proceso. El crecimiento no es una escalera; es un sendero irregular. A veces se avanza, a veces se descansa, a veces se vuelve atrás para tomar impulso.

En niños y adolescentes, el crecimiento adopta formas propias. A veces se expresa en juegos, en dibujos, en preguntas que aparecen años después. Un niño puede no parecer afectado y, de pronto, a los diez o quince años, volver a preguntar por el padre muerto en la infancia. Ese regreso no es retroceso; es el duelo reapareciendo en una etapa nueva del desarrollo. Acompañar ahí requiere paciencia y disponibilidad, no interpretaciones apresuradas.

En personas mayores, el crecimiento puede verse como una reconciliación tardía, una forma distinta de mirar su propia historia, una serenidad que no niega la pena. He escuchado a adultos mayores decir: «Ahora entiendo cosas que antes no veía». No hablan de iluminación, sino de perspectiva.

Desde la ética del cuidado, acompañar el crecimiento implica no imponer narrativas heroicas ni romantizar el dolor. Implica también saber detectar cuándo el discurso del crecimiento está siendo usado para evitar el duelo. Hay personas que se lanzan a «hacer cosas» sin permitirse sentir. Eso no es crecimiento; es huida. El crecimiento verdadero incluye la herida, no la tapa. También exige esperar a que el dolor se exprese. Esperar a que la persona encuentre su propio ritmo. Esperar a que, si algo ha de transformarse, lo haga desde adentro y no por presión externa. La prisa es enemiga del crecimiento.

Si hay algo que he aprendido, es que el crecimiento más auténtico suele ser discreto. No se anuncia. Se nota en pequeños cambios: en cómo alguien se habla a sí mismo, en cómo pone límites, en cómo cuida su tiempo, en cómo se permite disfrutar sin pedir disculpas. Es un crecimiento que no necesita relato épico. Se vive.

Al final, el duelo no es un camino que se recorre para llegar a un lugar mejor. Es un camino que se recorre porque no hay otro. En ese trayecto, algunas personas descubren nuevas formas de vivir, de amar, de estar. Otras simplemente aprenden a convivir con la ausencia sin que esta lo ocupe todo. Ambas experiencias son válidas.

Si tuviera que dejar una sola idea al cerrar este capítulo, sería esta: el crecimiento no consiste en transformar la pérdida en algo bueno, sino en permitir que la vida, a pesar de la pérdida, siga siendo posible. Y a veces, eso ya es una forma profunda de transformación.

El duelo no siempre nos hace más fuertes.
A veces nos hace más verdaderos.
Y eso, en una vida humana, ya es mucho.

Cuarta parte

Vivir tras la pérdida

16. La muerte como maestra

La finitud enseña humildad (no somos dioses), gratitud (la vida cotidiana es un privilegio) y presencia (los detalles importan). La muerte no se domestica; se aprende de ella.

I. Cuando la muerte deja de ser abstracta

Durante gran parte de la vida, la muerte es una idea lejana. Sabemos que existe, sabemos que llegará, pero la mantenemos en un territorio difuso, casi teórico. Algo que les ocurre a otros, en otros tiempos, en otras circunstancias. Incluso quienes trabajamos en salud podemos sostener esa distancia durante años, protegidos por diagnósticos, tratamientos y protocolos. Hasta que un día, la muerte deja de ser abstracta.

No ocurre de golpe. No es una revelación dramática ni una frase iluminadora. Es más bien un proceso lento, casi imperceptible, en el que uno comienza a notar que ciertas preguntas ya no funcionan igual. Que algunas certezas pierden peso. Que aquello que parecía importante empieza a desdibujarse frente a lo esencial. La muerte, cuando se vuelve cercana, no grita: susurra, pero lo que dice es imposible de ignorar.

Recuerdo con claridad el momento en que entendí que ya no miraba la muerte como antes. No fue frente a un fallecimiento particular ni en una escena extraordinaria. Fue en la repetición. En la acumulación silenciosa de despedidas. En darme cuenta de que, al salir de algunas habitaciones, algo quedaba conmigo. No tristeza necesariamente, sino una forma distinta de estar en el mundo. Una especie de reajuste interno.

La muerte enseña, primero, por contraste. Nos muestra con crudeza la fragilidad de todo aquello que damos por garantizado:

el tiempo, el cuerpo, los planes, la continuidad. Pero esa fragilidad no siempre se vive como amenaza. A veces se vive como una llamada de atención. Como si la muerte, al hacerse visible, nos obligara a mirar la vida sin distracciones.

He visto pacientes que, al acercarse al final, dejan de hablar de «más adelante» y comienzan a hablar de «ahora». No porque se vuelvan sabios de repente, sino porque el tiempo se vuelve concreto. Finito. Y cuando el tiempo es finito, las preguntas cambian. Ya no se trata de cuánto falta, sino de qué importa. Qué conversaciones no pueden seguir postergándose. Qué gestos son irrenunciables. Qué silencios pesan demasiado.

Para quienes acompañamos estos procesos, la enseñanza es inevitable. La muerte va desmontando, una a una, las ilusiones de control que sostienen gran parte de nuestra vida cotidiana. Nos recuerda que no somos tan dueños del tiempo como creemos, ni del cuerpo, ni siquiera de muchas decisiones que damos por sentadas. Pero, lejos de empobrecernos, ese recordatorio puede ordenar. Puede devolverle jerarquía a lo que verdaderamente tiene valor.

La muerte no enseña desde la teoría. Enseña desde la experiencia. Desde la presencia. Desde la cercanía con lo irreversible. No romantiza. No consuela por sí sola. Pero revela. Revela lo superfluo, lo postergable, lo que solo ocupaba espacio. Y, en ese acto, muchas veces silencioso, deja al descubierto una verdad incómoda y a la vez liberadora: vivimos como si el tiempo fuera infinito, hasta que deja de serlo.

Este capítulo no busca embellecer la muerte ni presentarla como algo deseable. Tampoco pretende convertirla en una lección moral. La muerte es dura, injusta muchas veces, y profundamente dolorosa. Pero, para quienes la hemos mirado de cerca una y otra vez, se vuelve también una maestra exigente. No porque tenga respuestas, sino porque obliga a formular mejores preguntas.

Hablar de la muerte como maestra es, en el fondo, hablar de lo que nos enseña sobre la vida cuando ya no podemos mirar hacia otro lado. Sobre cómo cambia nuestra forma de vivir, de decidir, de amar y de acompañar cuando entendemos —no intelectualmente, sino vitalmente— que el tiempo es limitado.

Desde ahí parte este capítulo. No desde la muerte del otro, sino desde lo que la cercanía con la muerte transforma en quienes seguimos vivos.

II. Lo que la muerte enseña sobre el tiempo

Una de las primeras cosas que la muerte enseña —cuando deja de ser abstracta y se vuelve cercana— es que el tiempo no es lo que creíamos. No es una línea continua, ordenada, que se extiende hacia adelante sin sobresaltos. Tampoco es una reserva inagotable a la que siempre podremos volver más tarde. La muerte no solo pone un límite al tiempo; lo redefine.

En la vida cotidiana solemos vivir como si el tiempo fuera abundante. Postergamos conversaciones, decisiones, gestos simples. Decimos «después», «más adelante», «cuando tenga más calma». Esa forma de habitar el tiempo no es ingenua: es una defensa. Nos permite funcionar sin estar todo el tiempo conscientes de nuestra finitud. El problema es que, cuando la muerte se acerca, esa narrativa se derrumba. Y con ella, muchas de las prioridades que organizaban nuestra vida.

He visto una y otra vez cómo, en pacientes al final de la vida, el tiempo deja de medirse en días o semanas y comienza a medirse en significado. Ya no importa cuánto queda, sino para qué alcanza. No preguntan «¿cuánto tiempo me queda?», sino «¿alcanza para ver a tal persona?», «¿alcanza para decir esto?», «¿alcanza para estar tranquilo?». El tiempo se vuelve cualitativo, no cuantitativo.

Ese cambio no ocurre solo en los pacientes. Ocurre también en quienes acompañamos. Cuando uno está expuesto repetidamente a la fragilidad del tiempo, empieza a notar algo incómodo: cuánto de nuestra propia vida está organizada en función de un futuro supuesto, no garantizado. La muerte nos enfrenta a una verdad difícil de integrar: vivimos como si el tiempo nos perteneciera, cuando en realidad solo lo habitamos por un período limitado.

La medicina, en particular, tiende a vivir en una relación instrumental con el tiempo. Protocolos, plazos, controles, cronogramas. Todo tiene una lógica temporal. Pero en el final de la vida, esa lógica se quiebra. Hay tiempos que no se pueden acelerar ni retrasar. Hay procesos que no responden a agendas. Aprender a respetar esos tiempos —sin imponer los propios— es una de las lecciones más difíciles y profundas que la muerte ofrece.

También cambia la vivencia del presente. En la cercanía del final, el presente deja de ser un tránsito hacia otra cosa y se vuelve el lugar donde ocurre todo. Un café compartido, una mano sostenida, una conversación breve adquieren un peso que antes no tenían. No porque sean extraordinarios, sino porque ya no están diluidos en la promesa de que «siempre hay tiempo después».

Para quienes acompañamos, esta enseñanza es silenciosa pero persistente. Nos obliga a revisar nuestra propia relación con el apuro, con la productividad, con la idea de que el valor de una acción depende de su resultado futuro. La muerte nos muestra que hay momentos que valen por sí mismos, aunque no conduzcan a nada más. Momentos que no «sirven» para nada, pero significan todo.

Hay algo más que la muerte enseña sobre el tiempo, y es quizás lo más incómodo: la imposibilidad de recuperarlo. El tiempo perdido no se devuelve. Las conversaciones no tenidas no siempre encuentran otra oportunidad. Esto no es una invitación a la culpa, sino a la conciencia. La muerte no juzga, pero expone. Expone lo que dejamos pasar, lo que postergamos innecesariamente, lo que dimos por sentado.

He aprendido, a lo largo de los años, que acompañar a personas al final de la vida cambia inevitablemente la manera en que uno planifica la suya. No en términos de grandes decisiones heroicas, sino en gestos pequeños: escuchar con más atención, interrumpir menos, estar más disponible. La muerte enseña que el tiempo no se «aprovecha» haciendo más cosas, sino estando más presente en las que ya hacemos.

También nos muestra que no todo tiempo es igual. Hay tiempos de acción y tiempos de espera. Tiempos de hablar y tiempos de callar. En el final de la vida, imponer ritmo suele ser violento. Aprender a desacelerar, a acompañar sin empujar, a respetar el tempo del otro, es una forma de cuidado profundo. Y esa habilidad, una vez aprendida, difícilmente se limita al ámbito clínico.

La muerte, como maestra, no nos enseña a administrar mejor el tiempo. Nos enseña a habitarlo de otra manera. A reconocer que no todo momento debe ser llenado, explicado o resuelto. Que hay tiempos que solo piden presencia. Que hay silencios que no son vacíos, sino espacios donde algo esencial ocurre.

Mirada de cerca, la muerte no roba el tiempo. Lo desnuda. Le quita el exceso de promesas y lo deja en su forma más simple y exigente: un presente limitado, irrepetible, frágil. Y frente a esa desnudez, cada uno decide —con mayor o menor conciencia— cómo quiere vivir.

Por eso, quizá, una de las enseñanzas más profundas que deja la muerte es esta: no es que no tengamos tiempo; es que no siempre sabemos qué hacer con él. La cercanía del final no soluciona esa pregunta, pero la vuelve imposible de ignorar.

Y cuando ya no podemos ignorarla, algo empieza a cambiar.

III. Lo que la muerte enseña sobre el ego y el control

Si hay algo que la muerte pone en cuestión de manera implacable es la idea de control. Vivimos organizando la vida como si fuera, en gran medida, administrable: controlamos agendas, cuerpos, decisiones, trayectorias. Incluso el sufrimiento intentamos ordenarlo, medirlo, explicarlo. La muerte irrumpe como el límite definitivo de esa fantasía.

Para muchos pacientes, el primer gran quiebre no es el dolor ni el miedo a morir, sino la pérdida de control. El cuerpo deja de responder, las rutinas se alteran, la autonomía se erosiona. Aparecen dependencias nuevas, miradas ajenas, ayudas impensadas. Y con eso, una herida profunda al ego: ya no poder hacer, ya no poder decidir como antes, ya no reconocerse en el propio cuerpo.

He escuchado muchas veces frases que no hablan de la muerte, sino del control perdido: «No quiero ser una carga», «No quiero que me vean así», «No quiero depender». Detrás de ellas no hay solo pudor o vergüenza; hay una identidad que se tambalea. La muerte enseña, con crudeza, que gran parte de lo que creemos ser está sostenido por nuestra capacidad de controlar el entorno y a nosotros mismos.

Pero esta lección no es exclusiva del paciente. También alcanza de lleno a quienes acompañamos. La medicina, especialmente, se construye sobre la idea de intervención: hacer, corregir, revertir, mejorar. Nos entrenan para actuar frente al problema, no para quedarnos cuando ya no hay nada que resolver. En ese sentido, la muerte no solo desafía al cuerpo del paciente; desarma el ego profesional.

Recuerdo con claridad el malestar que aparece cuando uno comprende que no va a poder «hacer más». No por falta de conocimiento, sino porque simplemente no hay más margen. Esa experiencia, si no se trabaja, puede vivirse como fracaso. Pero la muerte, una vez más, enseña algo distinto: que no todo valor está en la acción y que no todo cuidado se expresa haciendo.

Aprender a estar sin intervenir es una de las lecciones más difíciles para el ego médico. Quedarse, acompañar, sostener una mano, escuchar una respiración, sin intentar cambiar el curso de lo que ocurre, va a contramano de toda nuestra formación. Y, sin embargo, en el final de la vida, esa presencia sin control suele ser lo más terapéutico.

La muerte también desarma el ego familiar. Padres que ya no pueden proteger, hijos que no pueden salvar, parejas que no pueden evitar el final. El impulso de «hacer algo» se choca una y otra vez con la realidad. Y en ese choque aparece una pregunta incómoda: ¿quién soy yo si no puedo cambiar esto?

No es una pregunta menor. Para muchos, soltar el control es vivido como rendición, cuando en realidad puede ser una forma profunda de amor. Aceptar que no todo depende de uno no es desentenderse; es reconocer el límite y cuidar dentro de él.

En quienes acompañamos repetidamente la muerte, esta enseñanza se vuelve acumulativa. Poco a poco, uno aprende que el control excesivo no solo es inútil, sino a veces violento. Forzar procesos, imponer ritmos, insistir con intervenciones innecesarias suele responder más al ego del acompañante que a las necesidades reales del paciente. La muerte nos obliga a revisar esas motivaciones.

He aprendido que el ego se manifiesta de formas sutiles: en la necesidad de tener respuestas para todo, en el apuro por «cerrar» procesos, en la incomodidad frente al silencio, en la urgencia por tranquilizar al otro para calmarse uno mismo. La muerte, al no responder a esas estrategias, las deja en evidencia.

Pero no se trata de eliminar el ego —eso sería otra fantasía de control—, sino de reubicarlo. Entender que el rol no es dominar el proceso, sino acompañarlo. Que la autoridad no está en decidir por el otro, sino en crear un espacio seguro donde el otro pueda decidir lo que aún le es posible. Que el poder no está en evitar la muerte, sino en no abandonar cuando ya no hay nada que evitar.

En este sentido, la muerte enseña una ética del límite. Nos recuerda que no todo lo técnicamente posible es humanamente deseable. Que a veces el mayor acto de cuidado es detenerse. Que hay un momento en que insistir deja de ser sinónimo de amor y pasa a ser negación.

Cuando uno logra integrar esta enseñanza, algo cambia. El ego se vuelve más humilde, menos ruidoso. La necesidad de control cede espacio a la escucha. Aparece una forma distinta de autoridad: no la que ordena, sino la que sostiene. No la que promete resultados, sino la que ofrece presencia.

La muerte, entonces, no humilla al ego por crueldad. Lo hace por necesidad. Porque sin ese desarme, no hay acompañamiento posible. Sin aceptar el límite, no hay cuidado verdadero. Sin soltar el control, no hay espacio para que el otro viva —y muera— de acuerdo con su propio ritmo.

Quizás una de las lecciones más difíciles de aceptar es esta: no controlar no es abandonar. A veces es todo lo contrario. Es quedarse cuando ya no hay nada que dirigir. Es confiar en que la dignidad del otro no depende de nuestra capacidad de intervenir, sino de nuestra capacidad de respetar.

La muerte, como maestra, no nos pide que renunciemos a lo que somos. Nos pide que dejemos de creer que somos omnipotentes. Y en esa renuncia, paradójicamente, aparece una forma más profunda y honesta de cuidado.

IV. Lo que la muerte enseña sobre el amor

Si el tiempo y el control son las primeras certezas que la muerte pone en crisis, el amor es aquello que queda expuesto sin defensas. En la cercanía del final, el amor pierde muchas de sus máscaras habituales: deja de ser promesa, proyecto, expectativa. Ya no se sostiene en el «después». Se vuelve presente puro. Y en esa desnudez, cambia de forma.

He visto muchas veces cómo, frente a la muerte, el amor deja de expresarse en grandes gestos y se concentra en actos mínimos. Una mano sostenida durante horas. Un vaso de agua ofrecido con cuidado. Un silencio compartido sin necesidad de palabras. En el final de la vida, el amor rara vez es espectacular. Es persistente. Y esa persistencia lo vuelve profundamente verdadero.

La muerte enseña que el amor no siempre puede salvar, pero sí puede sostener. Esta es una lección difícil de aceptar, sobre todo en una cultura que mide el valor del amor por su capacidad de resolver, de cambiar, de evitar el dolor. En el final de la vida, amar no evita la muerte. Pero evita algo igualmente devastador: la soledad.

He visto parejas que llevaban décadas juntas y que, al acercarse el final, ya no necesitaban decir nada. El amor se había desplazado del lenguaje a la presencia. No había grandes declaraciones, pero había una fidelidad silenciosa que sostenía todo. También he visto relaciones tensas, inacabadas, donde el amor se expresaba de forma torpe, a veces contradictoria, pero igual de real. La muerte no ordena las relaciones; las muestra tal como son.

Para muchos familiares, la mayor dificultad no es aceptar la muerte del ser querido, sino aceptar la impotencia del amor. No poder curar, no poder aliviar completamente, no poder evitar el desenlace genera una herida profunda. Aparece entonces la tentación de hacer más, de insistir, de prolongar a cualquier costo. La muerte enseña —a veces con dureza— que amar no siempre significa prolongar, sino respetar.

En el final de la vida, el amor aprende a soltar. No como abandono, sino como acto consciente. Decir «está bien que te vayas» es una de las formas más complejas del amor humano. No surge de la resignación, sino de una comprensión profunda de que retener puede ser más doloroso que dejar ir. Ese tipo de amor no busca poseer; busca cuidar incluso en la despedida.

También quienes acompañamos desde el rol sanitario somos testigos de cómo el amor se transforma. He visto profesionales profundamente conmovidos por gestos mínimos: una familia que se turna sin que nadie lo pida, una hija que peina a su madre cada mañana, aunque ya no lo necesite, un padre que habla al oído de su hijo aunque no sepa si lo escucha. Estos actos no «sirven» en un sentido técnico, pero sostienen algo esencial: la humanidad del vínculo.

La muerte enseña que el amor no depende de la reciprocidad. Muchas veces el paciente ya no puede responder, agradecer o reconocer. Y aun así, el amor continúa. Se vuelve unilateral, asimétrico, silencioso. En esa forma, el amor deja de ser intercambio y se convierte en don. Un dar sin esperar devolución.

Esta enseñanza no siempre es cómoda. Amar sin expectativa confronta al ego, al cansancio, a la necesidad de reconocimiento. Pero también libera. He visto familiares que, después de acompañar hasta el final, dicen algo que se repite con sorprendente frecuencia: «Fue duro, pero no me arrepiento de nada». No porque no haya dolor, sino porque el amor, vivido de esa manera, deja menos cuentas pendientes.

Para quienes trabajamos en cuidados paliativos, la muerte enseña también a revisar nuestra propia forma de amar. Amar a los pacientes no significa confundir roles ni cruzar límites, pero sí implica involucrarse humanamente. Implica mirar al otro como alguien único, no como un caso más. Implica permitir que la historia del otro nos afecte, sin quedar atrapados en ella.

Este tipo de amor profesional no es romántico ni idealizado. Es sobrio. Se expresa en la constancia, en la honestidad, en el compromiso de no abandonar. Y, al igual que el amor familiar, también aprende a soltar. A acompañar sin apropiarse. A estar sin invadir.

La muerte, como maestra, muestra que el amor no siempre se mide por lo que logra, sino por cómo permanece. Permanece cuando ya no hay palabras. Permanece cuando el cuerpo se apaga. Permanece cuando el futuro se cierra. Y en esa permanencia, algo se ordena.

Quizás una de las enseñanzas más profundas que deja la muerte es esta: el amor no necesita garantías para existir. No necesita resultados, ni éxito, ni finales felices. Necesita presencia. Y cuando la muerte nos enfrenta con la ausencia definitiva, nos obliga a reconocer que aquello que verdaderamente importaba no era cuánto duró el vínculo, sino cómo estuvo habitado.

En el final de la vida, el amor se vuelve más simple y más exigente a la vez. Más simple, porque ya no se distrae con lo accesorio. Más exigente, porque nos pide estar ahí, incluso cuando no hay nada que hacer. Y esa forma de amar, una vez aprendida, difícilmente se olvida.

La muerte no inventa el amor. Lo revela. Y en esa revelación, quienes hemos sido testigos aprendemos algo que transforma para siempre nuestra manera de vincularnos con los otros... y con nosotros mismos.

V. Lo que la muerte enseña a quien acompaña

Acompañar la muerte de otros, una y otra vez, transforma. No de manera inmediata ni evidente, sino de forma lenta, casi subterránea. Al principio uno cree que el impacto está en cada historia particular, en cada despedida, en cada rostro. Con el tiempo, se hace claro que la verdadera transformación ocurre en otro lugar: en quien acompaña.

La muerte enseña al que acompaña, antes que nada, a revisar su lugar. A preguntarse desde dónde está presente. A reconocer qué parte del vínculo responde al cuidado del otro y qué parte responde a las propias necesidades: de control, de sentido, de reparación. Esta revisión no es cómoda, pero es inevitable cuando se permanece el tiempo suficiente cerca del final.

He aprendido que acompañar no es ocupar el centro de la escena. No es dirigir, ni protagonizar, ni «saber más». Acompañar es descentrarse. Es estar disponible sin imponerse. Es aprender a leer cuándo la palabra ayuda y cuándo estorba. Cuándo intervenir y cuándo retirarse un paso, sin desaparecer.

La muerte también enseña humildad. No una humildad discursiva, sino una concreta, encarnada. Aceptar que no todo sufrimiento se puede aliviar completamente. Que no toda angustia tiene respuesta. Que no todo silencio necesita ser llenado. Esta aceptación no empobrece el rol; lo vuelve más honesto.

Con los años, uno descubre que hay una diferencia profunda entre estar presente y sentirse responsable de todo. La muerte enseña a soltar esa responsabilidad imposible. No para desentenderse, sino para cuidar mejor. Porque cuando uno se siente responsable de evitar lo inevitable, corre el riesgo de agotarse, endurecerse o volverse defensivo. Acompañar bien requiere aceptar que no somos dueños del proceso, solo partícipes de él.

También enseña a tolerar la incertidumbre. La medicina moderna busca reducirla al mínimo, y en muchos contextos eso es valioso. Pero en el final de la vida, la incertidumbre es parte constitutiva del proceso. No saber exactamente cuándo, cómo o con qué ritmo. Aprender a convivir con esa falta de certezas sin transmitir ansiedad es una habilidad que la muerte obliga a desarrollar.

He visto cómo, con el tiempo, cambia la manera de escuchar. Al principio, uno escucha para responder. Luego, escucha para comprender. Más adelante, escucha para acompañar. La muerte enseña que no todo lo que se escucha necesita una solución. A veces, lo que el otro necesita es que alguien pueda sostener lo que dice sin intentar arreglarlo.

Acompañar repetidamente el final de la vida también confronta con la propia finitud. No de forma teórica, sino práctica. Uno empieza a reconocerse en algunos miedos, en algunas preguntas, en algunos silencios. La frontera entre el que acompaña y el que algún día será acompañado se vuelve más porosa. Y esa conciencia, lejos de paralizar, puede volver más cuidadosa la forma de estar con otros.

La muerte enseña, además, a reconocer los propios límites emocionales. Hay días en que acompañar cuesta más. Días en que el cansancio no es solo físico. Días en que la historia del otro resuena demasiado cerca. Aprender a identificar esos momentos, a pedir ayuda, a descansar cuando es necesario, no es una debilidad. Es una forma de responsabilidad ética. Porque nadie acompaña bien desde el agotamiento extremo.

Con el tiempo, también cambia la relación con el éxito y el fracaso. Acompañar bien no siempre se traduce en resultados visibles. No hay indicadores claros ni métricas precisas. A veces, el único signo de que el acompañamiento fue adecuado es una muerte tranquila, una familia que se siente menos perdida, un silencio que no asusta. La muerte enseña a valorar esos resultados invisibles.

Quizás una de las transformaciones más profundas ocurre en la manera de ejercer la autoridad. Acompañar el final de la vida enseña que la autoridad no está en tener todas las respuestas, sino en generar confianza. En decir «no sé» cuando no se sabe. En explicar con honestidad. En no desaparecer cuando la situación se vuelve difícil. Esa forma de autoridad no se impone; se construye.

He aprendido, con los años, que la muerte no convierte automáticamente a nadie en mejor acompañante. Puede endurecer, distanciar, desgastar. Pero, si se la deja enseñar —si se la escucha, si se la reflexiona, si se la comparte—, puede también afinar la sensibilidad, profundizar la ética, ordenar la vocación.

Acompañar la muerte enseña, finalmente, que este trabajo no consiste solo en aliviar el sufrimiento del otro, sino también en no traicionarse a uno mismo. En no perder la capacidad de conmoverse. En no normalizar el dolor hasta volverlo invisible. En no confundir profesionalismo con frialdad.

La muerte no pide héroes. Pide presencia honesta. Y quien acompaña, si logra aprender de ella, descubre que su tarea no es sostenerse a sí mismo como figura, sino sostener el espacio donde el otro puede transitar su final con dignidad.

Esa enseñanza no se aprende en libros ni en cursos. Se aprende caminando junto a otros, una y otra vez, hasta que algo se acomoda adentro. Y cuando eso ocurre, la muerte deja de ser solo algo que sucede al final de la vida del otro, y se convierte en una maestra silenciosa que moldea —con exigencia y con verdad— la manera de acompañar, de ejercer la profesión y, finalmente, de vivir.

VI. Vivir con la muerte cerca

Vivir con la muerte cerca no es vivir obsesionado con ella. Tampoco es resignarse ni perder el deseo. Es, más bien, vivir con una conciencia distinta, una que no se instala como alarma permanente, sino como una presencia silenciosa que ordena. La muerte, cuando ha sido mirada de frente, deja de ser una amenaza constante y se convierte en un marco. Un límite que, paradójicamente, da forma.

He aprendido que quienes han acompañado de verdad el final de la vida rara vez hablan de la muerte con grandilocuencia. No porque no les importe, sino porque ya no necesitan exagerarla. La muerte deja de ser tema y se vuelve contexto. Está ahí, delimitando, recordando, ajustando el foco. No ocupa todo el espacio, pero tampoco desaparece.

Vivir con la muerte cerca cambia la manera de habitar lo cotidiano. No en gestos heroicos ni en decisiones radicales, sino en algo más discreto y más profundo: la forma en que se escucha, la paciencia frente a lo trivial, la menor tolerancia a lo superfluo. La muerte enseña a distinguir lo urgente de lo importante y luego a darse cuenta de que muchas veces lo urgente no era lo que creíamos.

Esta cercanía también modifica la relación con el sufrimiento. No lo elimina ni lo vuelve aceptable por definición, pero lo vuelve comprensible. He visto cómo, cuando la muerte deja de ser negada, el sufrimiento pierde algo de su carácter caótico.

Puede ser nombrado, anticipado, acompañado. No todo dolor se puede evitar, pero no todo dolor tiene que ser vivido en soledad o en confusión.

Vivir con la muerte cerca no significa vivir triste. Al contrario, muchas veces produce una alegría más sobria, menos ruidosa, pero más real. Una alegría que no depende de la ausencia de problemas, sino de la presencia. Presencia en el momento, en el vínculo, en lo que todavía está. He visto pacientes al final de la vida reír con una ligereza inesperada, no porque ignoren lo que ocurre, sino porque ya no necesitan fingir que la vida es otra cosa.

También cambia la relación con el sentido. La muerte no responde la pregunta por el sentido de la vida, pero la vuelve inevitable. Obliga a preguntarse para qué, no solo por qué. Para qué seguir, para qué cuidar, para qué decir ciertas cosas y callar otras. Estas preguntas no siempre tienen respuestas claras, pero su sola formulación ya transforma la experiencia de vivir.

Para quienes acompañamos desde la medicina, vivir con la muerte cerca redefine la vocación. Ya no se trata solo de curar cuando se puede, sino de no abandonar cuando no se puede. De entender que el valor del cuidado no disminuye cuando se agotan las opciones terapéuticas; al contrario, se vuelve más evidente. La muerte enseña que la medicina no fracasa cuando deja de curar, sino cuando deja de cuidar.

Este capítulo no propone vivir pensando constantemente en la muerte. Propone algo más sutil y exigente: vivir sabiendo que el tiempo es limitado, que el control es parcial, que el amor no siempre salva, pero sostiene, y que acompañar —a otros y a uno mismo— es una tarea ética antes que técnica.

La muerte no es una maestra amable. No enseña con suavidad ni con promesas. Enseña con límite, con silencio, con irreversibilidad. Pero, si se la escucha —sin idealizarla ni negarla—, deja aprendizajes que difícilmente se obtienen de otra manera. Aprendizajes que no buscan respuestas definitivas, sino una forma más honesta de estar en el mundo.

Vivir con la muerte cerca no nos vuelve sabios en el sentido clásico. Nos vuelve más atentos. Más conscientes de lo que importa. Más responsables de cómo habitamos el tiempo que sí tenemos. Y quizás, en ese ajuste fino, aparece una forma de vida menos distraída, menos automática, más encarnada.

La muerte no nos enseña a morir. Nos enseña —si se lo permitimos— a vivir sin tanta evasión.

Desde ahí, se abre la siguiente pregunta: cuando el tiempo se acorta y las certezas se disuelven, ¿dónde buscamos sentido? ¿Qué nos sostiene? ¿Qué nos permite seguir estando cuando ya no hay respuestas claras?

Esa pregunta es el umbral del próximo capítulo.

17. Espiritualidad y búsqueda de sentido

La espiritualidad no es necesariamente religión; es aquello que nos sostiene cuando todo se tambalea: fe, arte, naturaleza, silencio. Preguntar por lo espiritual no es invadir: es cuidar.

Viñeta: un hombre ateo quiso irse «escuchando el mar». Pusimos olas. Sonrió y cerró los ojos. Su respiración se acunó en ese sonido.

Cuando la fe hace ruido

Conocí a David cuando el dolor ya había dicho su nombre antes que los exámenes. Dolor cervical persistente. La voz que se iba apagando. La comida que ya no pasaba igual. El cuerpo adelgazando sin pedir permiso. Los estudios llegaron después, como suelen llegar: confirmando lo que el cuerpo ya sabía. Compromiso óseo extenso, lesiones craneales, adenopatías, médula infiltrada. El diagnóstico fue tan claro como brutal: linfoma no Hodgkin tipo Burkitt.

Comenzó quimioterapia. Hubo una mejoría breve, frágil. El dolor, sin embargo, marcaba el ritmo. Fue por él que nos conocimos, durante una hospitalización en la que me interconsultaron por dolor de difícil manejo. No había mucho misterio: primero aliviar. Y al aliviar, algo más ocurrió. La inflamación tumoral cedió. David pudo ir dejando los parches, bajando analgésicos. Por un momento, la vida pareció ensayar una tregua.

En enero, el cuerpo volvió a hablar más fuerte. Dolor torácico. Progresión. Segunda línea de quimioterapia. Radioterapia. Todo rápido. Todo urgente. Como si correr pudiera cambiar el destino.

Dos semanas después, David volvió. Sin defensas. Sin plaquetas. Sangrando. Golpeado por la quimioterapia y por su propia enfermedad. Ese día yo estaba de turno en la UPC. No sé si fue azar o algo más, pero fue ahí donde realmente empezamos a conocernos. Al principio hablamos poco. Después un poco más. Hasta que, sin empujarlo, apareció lo que de verdad importaba.

—Doctor —me dijo una noche—, ¿usted cree en Dios?

No era una pregunta teológica. Era una pregunta de compañía. Hablamos de su Dios y del mío. No para ponernos de acuerdo, sino para reconocernos. Descubrimos que, más allá de los nombres, hablábamos de lo mismo: de lo que sostiene cuando el cuerpo ya no puede.

David había nacido en Caracas hacía 44 años. Migró a Chile con Adriana, su esposa, cargado de sueños, como tantos otros. Ingeniero, emprendedor, conoció subidas y bajadas. Había vivido. Eso se notaba en la forma de mirar.

Recibió un nuevo ciclo de quimioterapia y volvió a casa. Regresó semanas después, peor: pancitopenia profunda, progresión intratratamiento. La familia devastada, Adriana sin palabras, la pregunta imposible que flotaba en el aire: ¿cómo se lo decimos a la niña?

David, en cambio, después de que logramos controlar el dolor, estaba distinto. No ausente. Sereno.

—Yo sé que me voy a morir —dijo sin rodeos—. Lo que no quiero es que sea aquí.

No pidió milagros. Pidió casa. Ajustamos la terapia para hacerlo posible. Conocí a sus padres, a sus suegros, todos junto a él. Hablamos de milagros, de esperanza. Y el día del alta conocí a Juliette. Una niña luminosa, profundamente enamorada de su padre. Ese día volvimos a hablar de milagros, sí, pero no de los que cambian diagnósticos, sino de los que ordenan el corazón.

—Si Dios quiere, voy a estar bien —me dijo David—. Y si no… también.

No me estaba consolando. Me estaba enseñando. David estuvo 22 días hospitalizado. No sé si para mejorar. No sé quién mejora cuando le dicen que se vaya a casa porque no hay nada más que hacer. Pero se fue sabiendo que viviría el tiempo que su cuerpo y Dios le permitieran. Y eso, a veces, basta.

Días después lo vi nuevamente en urgencias. Más pálido. Más moretones, unos por la metadona inyectada, otros por su propia enfermedad. Su abdomen estaba distendido, pero sonreía igual. Le pedí un par de exámenes y luego la ecografía descartó ascitis o algo peor. Ajustamos la terapia. Conversé con Adriana sobre sedación paliativa. Entregué las recetas. Cuando ya me iba, David me llamó.

—Espere, doctor.

Se levantó de la camilla. Nunca lo había visto de pie. Era enorme. Más alto que yo. Me abrazó.

—Gracias —me dijo—. Nos vemos donde Dios quiera.

Lloramos. No de desesperación. De gratitud.

No sé si lo volveré a ver. Pero sé que me marcó. Como esas personas que aparecen brevemente y dejan algo que no se gasta: confianza.

Me quebré, sí, pero con amor, con compasión, con serenidad. Y entendí, una vez más, que hay vidas que no se miden por su duración; sino por la forma en que enseñan a otros a no tener miedo.

Historias como la de David no se cuentan para ofrecer respuestas, sino para recordar desde dónde se decide. Porque cuando el sentido aparece —aunque sea en voz baja—, las decisiones dejan de ser solo técnicas. El alta, el límite terapéutico, la sedación, la casa, el silencio compartido ya no son actos aislados, sino expresiones de una misma fidelidad: no abandonar. A partir de aquí, decidir también es una forma de cuidar.

I. Cuando las respuestas ya no alcanzan

Hay un momento en el proceso de enfermar en que las respuestas dejan de servir. No porque sean falsas, sino porque resultan insuficientes. El diagnóstico puede estar claro, el pronóstico explicado, el plan de cuidados definido. Y, aún así, algo queda abierto, inquieto, sin nombre. Es ahí donde aparece la pregunta por el sentido.

No siempre se formula explícitamente. A veces se disfraza de otras preguntas: ¿por qué a mí?, ¿qué hice mal?, ¿qué va a pasar después? Otras veces no se pregunta nada, pero el silencio se vuelve distinto, más denso. Como si el cuerpo pudiera tolerar la enfermedad, pero el alma —si se me permite la palabra— necesitara algo más para sostenerse.

En cuidados paliativos aprendemos temprano que no todo sufrimiento es físico. Hay un sufrimiento que no se alivia con fármacos, ni con procedimientos, ni con explicaciones técnicas. Un sufrimiento que tiene que ver con el significado de lo que está ocurriendo. Con la necesidad humana de entender, de integrar, de no vivir el final como un absurdo total.

A eso llamamos, muchas veces de manera imprecisa, dimensión espiritual.

No se trata necesariamente de religión. He acompañado a personas profundamente creyentes y a personas que se declaran ateas o agnósticas. En ambos casos, la pregunta aparece. Porque la espiritualidad no es sinónimo de fe organizada; es la forma en que cada ser humano intenta responder a la pregunta por el sentido de su vida, especialmente cuando esa vida se ve amenazada o se acerca a su fin.

La muerte, cuando se aproxima, no solo confronta al cuerpo. Confronta la narrativa personal: quién he sido, qué he hecho, qué queda de mí, qué sentido tuvo todo esto. Y cuando esa narrativa se tambalea, aparece una vulnerabilidad distinta, más profunda, que no siempre sabemos cómo abordar desde la medicina tradicional.

II. Espiritualidad no es religión (aunque a veces la incluye)

Uno de los errores más frecuentes en el ámbito de la salud es reducir la espiritualidad a lo religioso o delegarla exclusivamente en referentes de fe. Esto no solo es limitado, sino que deja fuera a muchas personas cuya búsqueda de sentido no pasa por una tradición religiosa específica.

He visto pacientes que encuentran paz en una oración y otros que la encuentran escuchando música, mirando por la ventana, recordando una vida bien vivida o simplemente sintiendo la presencia de alguien que no se va. He visto personas que nunca hablaron de Dios y, sin embargo, enfrentaron la muerte con una serenidad profundamente espiritual. Y también he visto creyentes atravesar el final con angustia y preguntas sin respuesta.

La espiritualidad no garantiza tranquilidad. Tampoco la ausencia de fe garantiza desesperación. Lo que marca la diferencia no es en qué se cree, sino si se logra construir algún sentido que sostenga.

Para algunos, ese sentido está en la idea de trascendencia: que algo continúa, que la muerte no es el final absoluto. Para otros, está en el legado: en lo que dejan, en cómo serán recordados, en el impacto que tuvieron en la vida de otros. Para otros, simplemente en haber amado y haber sido amados. Todas estas formas son válidas. Ninguna necesita ser corregida.

Nuestro rol como acompañantes no es ofrecer respuestas espirituales prefabricadas, sino crear un espacio donde esas preguntas puedan existir sin ser juzgadas ni silenciadas.

III. Las preguntas que aparecen cuando el tiempo se acorta

Cuando el tiempo se acorta, las preguntas espirituales se vuelven más concretas. Ya no son especulaciones filosóficas, sino interrogantes encarnados. Aparecen preguntas como:

- ¿Valió la pena mi vida?
- ¿Fui un buen padre, una buena madre, una buena persona?
- ¿Qué quedará de mí cuando ya no esté?
- ¿Hay algo después de esto o todo termina aquí?

Estas preguntas no siempre buscan una respuesta definitiva. Muchas veces buscan ser escuchadas. Nombradas. Compartidas con alguien que no huya de ellas.

He aprendido que intentar responderlas desde la lógica o la doctrina suele ser contraproducente. Decir «todo pasa por algo» o «Dios sabe lo que hace» puede tranquilizar a quien lo dice, pero no necesariamente a quien está muriendo. La espiritualidad, en el final de la vida, rara vez se resuelve con frases hechas. Se sostiene con presencia, con escucha, con respeto por el misterio.

A veces, la pregunta espiritual no es verbal. Es un gesto, una mirada, una necesidad de reconciliación, un deseo de cerrar algo pendiente. En esos momentos, el acompañamiento espiritual puede ser tan simple —y tan complejo— como facilitar una conversación, permitir un silencio o ayudar a que alguien diga «gracias», «perdón», «te quiero».

IV. Sentido no es explicación

Una de las enseñanzas más importantes que he recibido de mis pacientes es esta: el sentido no siempre explica, pero sostiene. No todo tiene explicación. No toda muerte es justa. No toda enfermedad tiene una razón comprensible. Insistir en encontrar una explicación puede ser más doloroso que aceptar la falta de ella.

El sentido, en cambio, puede construirse incluso en ausencia de respuestas. Puede estar en cómo se vive lo que ocurre, no en por qué ocurre. Puede estar en la forma de cuidar, de despedirse, de acompañar. Puede estar en la coherencia entre los valores de una vida y la manera de enfrentar su final.

He visto personas que, sin entender por qué estaban muriendo, encontraban paz en decidir cómo querían hacerlo. Elegir no sufrir, no estar solos, no ser engañados. Elegir despedirse. Elegir descansar. Esas decisiones, profundamente humanas, son también profundamente espirituales.

V. El rol del equipo frente a lo espiritual

En el ámbito de la salud, muchos profesionales se sienten incómodos frente a lo espiritual. Temen invadir, decir algo incorrecto, abrir una puerta que no saben cómo cerrar. Ese temor es comprensible, pero no debería llevar a la omisión.

Acompañar la dimensión espiritual no requiere ser experto en religiones ni tener respuestas metafísicas. Requiere disponibilidad. Requiere saber preguntar con cuidado, escuchar sin apuro, tolerar el silencio. Requiere reconocer cuándo una persona necesita hablar de sentido y no desviar la conversación hacia lo técnico por incomodidad.

A veces basta con preguntas simples:

¿Qué es lo que más le preocupa ahora?

¿Qué le da paz en este momento?

¿Hay algo importante que le gustaría decir o hacer?

Estas preguntas no obligan a nadie a entrar en un terreno que no desea. Pero abren la posibilidad de que, si la necesidad está ahí, pueda ser expresada.

VI. Cuando el sentido no aparece

También es importante decirlo: no todas las personas encuentran paz, ni sentido, ni reconciliación. Hay muertes duras, con rabia, con tristeza, con preguntas abiertas. La espiritualidad no es una obligación ni un resultado esperado. Forzar un «cierre espiritual» puede ser tan violento como negar el sufrimiento.

Acompañar espiritualmente también implica respetar la ausencia de sentido, cuando así se vive. No todos necesitan darle un significado a su muerte. Algunos solo necesitan no sufrir. No estar solos. Ser tratados con respeto. Eso también es una forma válida de espiritualidad: una espiritualidad mínima, encarnada en el cuidado.

VII. La espiritualidad como sostén, no como consuelo vacío

En el final de la vida, la espiritualidad no está llamada a consolar con promesas, sino a sostener con verdad. No a eliminar el miedo, sino a permitir que sea compartido. No a cerrar todas las preguntas, sino a acompañarlas.

He aprendido que cuando la dimensión espiritual es respetada, incluso la muerte puede vivirse con menos angustia. No porque deje de doler, sino porque deja de ser un vacío absoluto. Algo —una relación, un valor, un sentido, una presencia— permanece.

La espiritualidad, entendida así, no es un añadido al cuidado paliativo. Es parte esencial de él. Porque el ser humano no muere solo con su cuerpo. Muere con su historia, sus vínculos, sus creencias, sus dudas y sus esperanzas.

Acompañar todo eso, sin imponer, sin corregir, sin huir, es una de las tareas más delicadas y más humanas de la medicina en el final de la vida.

Y quizás, también, una de las más transformadoras para quienes acompañamos.

18. El humor y la alegría como bálsamo

La risa no niega la gravedad; oxigena. El humor compartido suele ser la última forma de libertad. Saber encontrar alegría en medio del dolor humaniza el final.

I. Una alegría sobria

Hay una forma de alegría que solo aparece cuando el horizonte se ha estrechado. No es euforia, no es fiesta, no es negación. Es una alegría sobria, de luz baja, que cabe en un gesto pequeño, en una mirada cómplice, en un recuerdo que irrumpe sin pedir permiso. A veces llega como un chiste simple, a veces como una risa breve que afloja el nudo de la garganta. Y aunque no cambia el diagnóstico ni reescribe el pronóstico, cambia algo esencial: el modo en que habitamos este tramo del camino.

He visto a familias reír con una delicadeza que solo se aprende cuando uno ha llorado bastante. He visto a pacientes que, tras semanas de gravedad, encuentran en una broma mínima una tregua real. He visto a equipos de salud respirar distinto después de una risa compartida, no porque olviden lo que pasa, sino porque por un instante lo miran con otra musculatura.

Esta alegría no es un lujo. Es, muchas veces, una forma de cuidado. Su función no es tapar el dolor, sino permitir que el dolor no lo ocupe todo.

II. El humor que acompaña, no evade

El humor no puede ser un maquillaje. Tampoco un espectáculo. Cuando se usa para evadir, suele dejar una sensación de desamparo: nadie quiere que le rían encima de su angustia. Nadie quiere que le tapen el miedo con chistes. Ese humor, aunque bien intencionado, separa.

Pero cuando el humor acompaña, su efecto es distinto. Libera. No borra el dolor, pero le quita rigidez. No niega la gravedad, pero devuelve aire.

Acompañar con humor no es forzarlo. Es leer el momento. Es abrir una ventana, no arrastrar a nadie a la terraza.

Con los años he aprendido a distinguir la risa que sostiene de la risa que huye. La risa que sostiene incluye a quien sufre; la risa que huye lo deja solo. La primera aparece con cuidado, escucha y ritmo. La segunda irrumpe para tapar.

Una regla simple me guía: si el humor no suma dignidad, si no deja a la persona más entera, no es el humor que buscamos.

El humor como memoria compartida

Después de la muerte de mi mamá, nos juntamos las personas más cercanas a ella en la iglesia. No fue una reunión solemne ni planificada. Fue lo que ocurre cuando el dolor todavía está fresco y el cuerpo necesita compañía.

Estaban los chicos —ya convertidos en hombres y mujeres—, ahora con sus propios hijos. Historias distintas, caminos distintos, pero unidas por un hilo común. Y fue curioso: al empezar a recordar a mi mamá, todas las historias coincidían en algo. Sin excepción, cada uno contó que, en algún momento de su vida, mi mamá los había retado. Retado de verdad. Con carácter. Con esa mezcla tan suya de firmeza y cuidado.

Las historias se repetían con variaciones:

- «A mí me paró los carros cuando...».
- «A mí me llamó aparte para decirme que así no...».
- «A mí me corrigió cuando me estaba yendo por cualquier lado».

Y después de cada relato venía lo mismo: una sonrisa, una risa suave y una frase que se repetía casi igual en todas las bocas:

- «Pero era por nuestro bien».
- «Tenía razón».
- «Me ayudó a enderezar algo».

Nos reímos. No para minimizar la pérdida. Nos reímos porque la memoria estaba viva. Ese humor no negó el dolor. Lo acompañó.

Permitió que mi mamá no quedara reducida a su muerte ni idealizada como una santa intocable. Volvió a ser quien fue: alguien que amaba lo suficiente como para incomodar, corregir, poner límites. Y esa risa —compartida, tranquila, sin apuro— no nos alejó de ella. Nos la devolvió entera.

El humor que humaniza, no el que distrae

He visto algo parecido muchas veces en clínica. Una broma suave sobre una manía conocida del paciente. Una sonrisa al recordar una escena doméstica. Un comentario que no evade la realidad, pero la vuelve respirable.

El humor que acompaña no se adelanta. No entra antes que la emoción. Llega después de haber escuchado.

Por eso, el humor nunca debe ser una indicación. No se receta. No se impone. Aparece cuando hay vínculo suficiente y cuando quien sufre no queda solo con lo que siente.

En cuidados paliativos, el humor bien usado no es frivolidad. Es una forma de decir: «Te veo completo, no solo enfermo».

Es recordar que la persona no se reduce a su síntoma ni a su final.

Reír no es traicionar

Muchas personas sienten culpa cuando aparece la risa cerca de la muerte. Como si reír fuera traicionar el amor o restarle gravedad al momento. No lo es. La risa que acompaña no niega el duelo, pero al menos lo hace más llevadero.

Y cuando aparece en el momento justo, compartida y respetuosa, el humor se transforma en algo profundamente terapéutico: permite que el dolor no ocupe todo el espacio.

Porque, al final, no se trata de reír en vez de llorar. Se trata de poder, a ratos, hacer ambas cosas.

Y cuando el humor logra eso —cuando no tapa, no evade, no abandona—, entonces no es liviandad. Es cuidado.

III. ¿Quién puede iniciar el humor?

Idealmente, el humor nace de quien vive el proceso. Cuando la broma la lanza el paciente, el terreno es seguro: él o ella marcan la frontera y el tono. A veces es una frase inesperada, una ironía amable, una caricatura de sí mismo que desdramatiza sin banalizar. Cuando el humor lo inicia la familia, conviene «sintonizar»: caer en la frecuencia justa, sin adueñarse de la escena. Y cuando lo inicia el equipo de salud, hay que tener un tacto especial: no somos los dueños del escenario. Si el clima admite una sonrisa, que sea para sumar; si no, que el silencio haga su trabajo.

Aprendí, también, que el humor es temporal: lo que es posible a las cuatro de la tarde puede no serlo a las cuatro de la madrugada. La misma persona que ríe hoy quizás no ría mañana. No es incoherencia, es humanidad.

IV. Pequeñas escenas que sostienen

Recuerdo a una mujer que, después de varias semanas de hospitalización, me dijo con seriedad impostada:

—Doctor, si me dan de alta hoy, prometo portarme mal mañana.

Se rio ella primero, después su hija, después el equipo. No hubo carcajadas; hubo alivio. Esa broma le devolvió agencia: seguía pudiendo jugar con lo que pasaba.

Otra vez, un señor pidió ponerse su gorra favorita «para verse decente en la foto... aunque sea interna». Sonrió. No estaba negando la gravedad; estaba reclamando su estilo. Ese humor no niega; sitúa.

También he sido testigo de risas compartidas por cosas aparentemente nimias: una cancioncita desafinada, un apodo cariñoso, una anécdota torpe de juventud. La risa, en esos casos, no «cura»; afloja. Y ese afloje permite que la ternura vuelva a tener espacio.

V. La alegría como resistencia

La alegría —la de verdad, la que respeta el momento— es una forma de resistencia al sufrimiento total. No compite con la seriedad del proceso; la complementa. Alumbra zonas que, de otro modo, la sombra cubriría por completo. Cuando una familia se permite reír un poco, cuando un paciente regala una sonrisa, algo se equilibra: el final deja de ser solo peso y se vuelve, por instantes, habitable.

Esa alegría no le falta el respeto a la muerte. Le falta el respeto a la idea de que, por estar al final, todo tiene que ser solemne. El exceso de solemnidad, a veces, ahoga. Una alegría sobria oxigena.

VI. Límites éticos y señales de alerta

Hay límites que no conviene cruzar:

No usar el humor para corregir emociones («Ya, ya, no llores, ríe mejor...»). El llanto no compite con la risa; la incluye.

No bromear con lo que el otro no ha nombrado. Si la persona no ha verbalizado la cercanía del final, el humor que la explicita puede violentar.

No ocupar el centro de la escena. El protagonista no es quien hace reír; es quien necesita sostén.

No forzar rituales «alegres». Hay familias que necesitan quietud; llevarlas a las risas «para animar» es invasivo.

Señales de alerta: risas que dejan sensación de soledad, chistes que humillan o infantilizan, humor que divide al clan (alguien ríe, alguien se aleja) o una risa que deja cansancio moral. Cuando una risa deja más ruido que calma, conviene revisar qué papel jugó.

VII. El ánimo del equipo: cuidar para poder cuidar

Para el equipo de salud, la risa compartida es higiene emocional. No es frivolidad; es cuidado preventivo del burnout. La broma mínima entre colegas —un guiño, un comentario amable, una metáfora que baja la tensión— permite seguir estando con humanidad. Pero también aquí valen los límites: nunca reírse del paciente ni a costa de la familia; reír con ellos. La diferencia no es semántica, es ética.

He comprobado que, tras una risa breve en el pasillo, volvemos a la habitación más disponibles. No porque olvidemos, sino porque hicimos espacio. La risa también ventila.

VIII. Prácticas sencillas para abrir espacio a la alegría

Sin imponer ni programar, hay gestos que favorecen la aparición natural de la alegría:

Invitar recuerdos: «¿Qué anécdota les hace reír siempre?». La memoria elige mejor que nosotros.

Traer lo familiar: un objeto entrañable, un aroma, una música sencilla. La familiaridad baja la guardia.

Permitir el juego: si el paciente inicia una broma, seguirle el ritmo. Si no, no fabricar.

Cuidar el cuerpo: un cuerpo con menos dolor y menos disnea se ríe mejor. Controlar los síntomas abre lugar para la alegría.

Respetar el ritmo: si hoy no hay espacio, no insistir. La alegría forzada es ruido.

IX. La risa del equipo: higiene emocional

Para el equipo, la risa compartida no es frivolidad: es higiene emocional. Un guiño, una metáfora mínima, un «respiro de pasillo» ordenan el ánimo y permiten volver más disponibles. Regla inviolable: reír con los pacientes o entre nosotros sin convertir a nadie en objeto. La risa que deshumaniza no limpia; ensucia.

X. Gestos sencillos que abren espacio a la alegría

No programamos la alegría; despejamos lugar para que ocurra:

- Control del síntoma: un cuerpo con menos dolor, menos disnea y menos ansiedad se ríe mejor.
- Lo familiar: música suave, un objeto querido, un olor de casa.
- Invitar recuerdos con una sola pregunta abierta: «¿Qué anécdota siempre les hace sonreír?».
- Respetar el ritmo: si hoy no hay espacio, no insistimos. La alegría forzada es ruido.

XI. Cuando la risa no aparece

También ocurre. Hay finales en los que la risa no llega. No porque falte amor ni porque algo se esté haciendo mal, sino porque el peso es demasiado grande; porque hay historias incompletas, culpas que no encontraron palabras, silencios que se volvieron densos. En esos procesos, el ánimo no se despeja con facilidad y cualquier intento de «aligerar» puede vivirse como una invasión.

Ahí la alegría no se busca ni se exige. Acompañar no consiste en abrir ventanas a la fuerza, sino en cuidar la penumbra. El bálsamo es otro: una presencia que no pregunta, una respiración acompasada, una mano disponible, una luz tibia que no encandila, una canción apenas audible. A veces, lo más humano es no intentar cambiar el clima, sino sostenerlo con respeto.

He aprendido que no todo final admite risas, pero todo final admite cuidado. Incluso —y especialmente— cuando no hay palabras, cuando no hay alivio visible, cuando el silencio pesa. En esos momentos, la dignidad no está en animar, sino en no abandonar. Permanecer sin exigir alivio es, muchas veces, la forma más profunda de acompañar.

XII. Cerrar con una luz encendida

He visto morir a personas que, horas antes, regalaron una sonrisa tímida. He visto a familias reír en el pasillo y volver a la habitación con más suavidad en las manos. He visto a colegas cambiar el aire con una broma mínima y regresar, otra vez, a poner el cuerpo donde duele. Nada de eso banaliza la muerte; la humaniza.

Si el tiempo se acorta, si el control flaquea, si el amor se vuelve presencia, una alegría sobria es un acto de fidelidad con la vida. No para negar lo que llega, sino para decir: *mientras hay respiración, también hay lugar para una luz pequeña. La risa que acompaña no saca a nadie de su dolor*: lo vuelve respirable.

A veces, esa risa breve —cuando aparece— no es un punto de llegada, sino una señal. Señal de que, incluso en medio de la fragilidad, algo de la vida sigue buscando cómo expresarse. No para negar la muerte, sino para recordarnos que, mientras haya presencia, hay humanidad posible. Desde ahí, desde esos gestos pequeños y verdaderos, se abre una pregunta más amplia: ¿qué significa, entonces, vivir plenamente cuando sabemos que el final existe? ¿Cómo seguir siendo humanos —como pacientes, familiares y cuidadores— sin endurecernos ni huir?

Esa pregunta atraviesa todo este libro y nos conduce, inevitablemente, hacia una reflexión final.

A lo largo de estas páginas hemos hablado de dolor, de miedo, de despedidas, de duelo, de silencios y, también, de pequeños gestos que alivian. No como conceptos aislados, sino como experiencias humanas que se entrecruzan cuando la vida se vuelve frágil. Nada de lo aquí escrito pretende ofrecer fórmulas ni caminos únicos. La muerte no se deja domesticar y el sufrimiento no se resuelve con recetas.

Pero sí hemos intentado algo más humilde y necesario: nombrar. Nombrar lo que duele, lo que acompaña, lo que sostiene, lo que a veces aparece sin ser llamado. Nombrar para no quedar solos. Nombrar para no endurecernos. Nombrar para seguir cuidando, incluso cuando ya no podemos curar.

Con esa intención llegamos al final de este recorrido.

Al final, lidiar con la muerte no es aprender a morir, sino aprender a vivir de otra manera: con menos ruido, menos negación y más presencia. Todo lo que hemos recorrido —el miedo, el duelo, la comunidad, el legado, la risa que a veces aparece y el silencio que a veces pesa— apunta hacia una misma dirección: no deshumanizarnos cuando la vida se vuelve frágil.

Conclusión
Vivir plenamente, incluso en la ausencia

La muerte corta, pero también revela. Revela lo que importaba y lo que no. Revela la fragilidad del tiempo y la profundidad de los vínculos. El amor no desaparece con la muerte: cambia de forma. Y vivir plenamente después de una pérdida no es traicionar la memoria, sino cumplirla. Cumplirla integrando el dolor, reconstruyendo la rutina, cuidándose y cuidando, y transformando la memoria en acción. La vida continúa, distinta, herida y, aun así —sorprendentemente— capaz de belleza.

Pienso en Lucía, de ocho años, que pintaba mariposas y decía: «Cuando me vaya, seré mariposa y me posaré en su ventana». En Raúl, taxista, que pidió fumar un último cigarrillo porque «quería que su despedida oliera a tabaco». En Teresa, que murió en silencio mientras le tomaba la mano para que no se fuera sola. En Carlos, que compartió una cerveza y cuya esposa dijo al día siguiente: «Fue la mejor».

Cada una de estas historias —y tantas otras— me recuerda que los cuidados paliativos no son una técnica ni un protocolo: son una forma de estar.

Este libro no nació para explicar la muerte. Nació para hacerle espacio. Espacio en la conversación, en la práctica clínica, en la vida cotidiana y, sobre todo, en el corazón de quienes se acercan al final de la vida o acompañan a otros en ese tránsito. A lo largo de estas páginas hemos hablado de dolor, de miedo, de duelo, de decisiones difíciles, de silencios y de despedidas. Pero, por encima de todo, hemos hablado de cuidado.

Porque cuando la muerte aparece —de manera abrupta o anunciada— no lo arrasa todo. Algo permanece. Permanece la dignidad cuando es cuidada. Permanece el vínculo cuando es respetado. Permanece el sentido cuando no se lo fuerza, cuando se lo deja emerger a su tiempo. Y permanece, también, una responsabilidad ética irrenunciable: no abandonar cuando ya no hay nada que curar.

Acompañar el final de la vida nos enfrenta a límites que no siempre sabemos habitar: el límite del tiempo, del control, de la técnica, del lenguaje. La tentación de huir de esos límites es grande: medicalizar de más, callar lo necesario, prometer lo que no se puede cumplir, llenar de ruido lo que pide silencio. Este libro propone otra cosa: quedarse. Quedarse con el paciente, con la familia, con el equipo. Quedarse incluso cuando no hay respuestas claras, incluso cuando la fragilidad incomoda.

Aprendimos que el dolor no es solo físico, que el sufrimiento tiene capas y que no todo se alivia con fármacos. Aprendimos que la comunicación honesta no destruye la esperanza, sino que la transforma. Que la sedación paliativa, cuando está bien indicada y bien explicada, no apura la muerte: protege la vida que queda del sufrimiento innecesario. Que el equipo de salud no es un conjunto de funciones, sino una comunidad de cuidado. Y que quienes acompañan también duelen, también se cansan, también necesitan ser cuidados.

La muerte no es solo un evento biológico. Es una experiencia profundamente humana que reordena prioridades, desnuda vínculos y nos confronta con preguntas que muchas veces evitamos mientras la vida parece estable. Mirada de cerca, la muerte no entrega grandes verdades universales, pero sí afina la mirada. Nos obliga a distinguir lo esencial de lo accesorio, lo urgente de lo importante, aquello que vale la pena sostener de lo que puede soltarse.

En ese proceso aparece una espiritualidad que no siempre tiene nombre ni doctrina. A veces se expresa como fe; otras, como amor dado y recibido; otras, simplemente como el deseo de no sufrir y de no estar solo. No todos encuentran respuestas, y eso también es válido. Acompañar espiritualmente no es ofrecer certezas, sino respetar el misterio.

Y, en medio de todo esto, aparece algo que sorprende: la risa. La alegría sobria. El humor delicado. No como negación de la muerte, sino como recordatorio de que, mientras hay presencia, hay humanidad posible. Una sonrisa a tiempo no banaliza el final: lo vuelve habitable. Permite respirar. Permite seguir.

Quizás la idea que atraviesa todo este libro sea esta: la «buena muerte» no existe como ideal abstracto, pero sí existen muertes mejor cuidadas que otras. No por el desenlace —que es el mismo—, sino por el camino. Un camino con menos dolor, menos confusión y menos soledad. Un camino donde las decisiones son compartidas, donde la verdad no se oculta, donde el amor no se fuerza y donde el tiempo, aunque breve, se habita con presencia.

Acompañar el final de la vida no nos convierte en expertos en muerte. Nos vuelve aprendices permanentes de humanidad. Nos enseña a escuchar mejor, a hablar con más cuidado, a no prometer lo que no podemos sostener y a sostener aquello que sí prometemos. Nos recuerda que la medicina no fracasa cuando deja de curar, sino cuando deja de cuidar.

Si este libro logra algo, ojalá sea esto: abrir conversaciones que estaban pendientes, legitimar miedos que no siempre se nombran, ofrecer palabras donde a veces solo había silencio y recordar que, incluso en la ausencia, la vida puede seguir siendo digna de ser habitada.

La muerte llegará, como llega siempre. Pero la forma en que acompañamos —y nos acompañamos— en ese tránsito puede marcar una diferencia profunda. No para vencerla, no para domesticarla, sino para no morir en el intento de vivir hasta el final.

Porque vivir plenamente no significa negar la muerte. Significa no deshumanizarnos cuando llega.

Interludio
Antes de cerrar

A lo largo de estas páginas hemos hablado de dolor, de miedo, de despedidas, de silencios y de pequeños gestos que alivian. No como conceptos aislados, sino como experiencias humanas que se entrecruzan cuando la vida se vuelve frágil. Nada de lo aquí escrito pretende ofrecer fórmulas ni caminos únicos. La muerte no se deja domesticar y el sufrimiento no se resuelve con recetas.

Pero sí hemos intentado algo más humilde y necesario: nombrar.

Nombrar lo que duele para no quedar solos.

Nombrar lo que acompaña para no endurecernos.

Nombrar lo que sostiene para seguir cuidando, incluso cuando ya no podemos curar.

Con esa intención llegamos al final de este recorrido.

Nota final
Para quienes leen y para quienes cuidan

Este libro fue escrito desde la experiencia, pero no pertenece solo a quien lo escribió. Pertenece también a quienes han acompañado una cama en silencio, a quienes han esperado noticias que no llegaron como se esperaba, a quienes han cuidado con el cuerpo cansado y el corazón atento y a quienes hoy leen estas páginas buscando palabras que no siempre se encuentran cuando más se necesitan.

Si llegaste hasta aquí como paciente o como familiar, es posible que hayas reconocido escenas, emociones o preguntas que ya te han visitado. Tal vez algunas páginas te incomodaron, otras te aliviaron y otras removieron recuerdos que no pediste. Nada de eso es un error. Hablar de la muerte, del cuidado y del duelo toca lo más frágil y lo más valioso de la vida. Remueve porque importa.

Ojalá este libro no te haya ofrecido respuestas cerradas, sino algo más humilde y necesario: permiso. Permiso para preguntar sin culpa. Permiso para dudar. Permiso para sentir a tu manera. Permiso para no hacerlo «bien» según ningún estándar ajeno. No existe una forma correcta de atravesar el final de la vida ni el duelo. Existe, sí, la posibilidad de no hacerlo en soledad, de no cargar con exigencias imposibles, de no tener que ser fuerte todo el tiempo.

Si algo de lo aquí escrito te ayudó a sentirte un poco menos solo o sola, si alivió, aunque sea mínimamente, el peso de una pregunta, entonces este libro ya encontró su lugar.

Si llegaste hasta aquí como profesional de la salud, probablemente reconociste gestos, escenas y tensiones que forman parte de tu trabajo cotidiano. Tal vez te viste reflejado en el cansancio, en la duda, en la responsabilidad silenciosa de acompañar cuando ya no hay respuestas técnicas suficientes. Este libro no pretende enseñarte a hacer mejor tu trabajo desde el protocolo, sino recordarte por qué importa.

Cuidar en el final de la vida no es una tarea menor ni residual de la medicina. Es una de sus expresiones más exigentes y humanas. Requiere conocimientos, sí, pero también requiere presencia, humildad, capacidad de escuchar y disposición a no abandonar. Requiere aceptar límites, trabajar en equipo, sostener emociones ajenas y propias y reconocer que el impacto del acompañamiento también deja huella en quien cuida.

A los equipos de salud, este libro quiere decir algo con claridad y sin rodeos: su dolor también importa. El duelo profesional, el desgaste, la tristeza acumulada y la necesidad de espacios de cuidado no son signos de debilidad, sino de humanidad. Nadie acompaña bien si no es acompañado. Nadie sostiene indefinidamente sin apoyo. Cuidar al que cuida no es un lujo ni un gesto opcional; es una responsabilidad ética.

A todos quienes leen, desde cualquier lugar, este libro propone una idea simple y exigente a la vez: cuando ya no podemos curar, todavía podemos cuidar; cuando no podemos cambiar el desenlace, todavía podemos dignificar el camino. Y ese cuidado —cuando es honesto, compartido y respetuoso— deja huella. En quien se va. En quien se queda. Y en quien acompaña.

La muerte llegará, como llega siempre. No podemos elegir eso. Pero sí podemos elegir cómo mirarla, cómo nombrarla y cómo acompañarnos cuando aparece. Podemos elegir no negar, no abandonar, no deshumanizarnos. Podemos elegir quedarnos, escuchar, aliviar, respetar, incluso cuando el silencio pesa y las palabras no alcanzan.

Si este libro logra abrir conversaciones que estaban pendientes, legitimar miedos que no siempre se nombran, ofrecer palabras donde a veces solo había silencio o recordar que el cuidado sigue siendo posible hasta el último momento, entonces habrá cumplido su tarea.

Porque, al final, lidiar con la muerte no es aprender a morir. Es aprender a cuidar y a vivir con más verdad, incluso —y especialmente— cuando el final se acerca.

Apéndice: el proceso de morir

Hemos hablado ampliamente sobre la muerte y sobre sus dimensiones espiritual, psicoemocional y social. Sin embargo, hay una pregunta que muchas veces queda en silencio y que merece ser abordada con verdad: ¿qué ocurre en el cuerpo cuando una persona está muriendo?

Comprender este proceso es importante, porque la vida nos resulta familiar, pero la muerte sigue rodeada de temores y tabúes. Hablar de los últimos momentos no merma el dolor, pero sí puede aliviar incertidumbres. Nacer y morir forman parte de la experiencia humana; por eso, conocer lo que suele ocurrir al final de la vida nos ayuda a acompañar mejor a nuestros seres amados, a nuestros pacientes y también a nosotros mismos, con más calma, más respeto y más amor.

Con frecuencia, uno de los primeros cambios es un cansancio profundo y persistente. La persona puede despertar fatigada, necesitar más horas de sueño y pasar más tiempo en cama. También es habitual que disminuyan el apetito y la ingesta de alimentos. Esto suele ser muy difícil de aceptar para la familia, porque culturalmente hemos aprendido a asociar la comida con fuerza y recuperación. Sin embargo, en el contexto del final de la vida, comer menos no significa abandono: muchas veces es parte natural del proceso. Forzar la alimentación, cuando el cuerpo ya no la necesita o no la tolera, puede aumentar el malestar en lugar de brindar alivio. En esta etapa, lo más importante no es exigir, sino acompañar con delicadeza y priorizar el bienestar.

Durante este tiempo también pueden alternarse días muy distintos entre sí. Habrá momentos en que la persona desee conversar, recibir visitas, escuchar su música favorita, ver una película, probar un sabor querido o reencontrarse con alguien significativo. Y habrá otros días en que solo quiera dormir, guardar silencio o descansar sin estímulos. Ambas formas de estar son normales. Por eso, cuidar con amor también significa respetar el deseo del otro: permitir pequeños gustos, facilitar encuentros valiosos y no imponer actividades cuando lo único que el cuerpo y el alma piden es reposo. Celebrar la vida a tiempo, crear recuerdos y expresar afecto también forman parte del cuidado.

A medida que el organismo se acerca al final de la vida, muchas funciones comienzan a enlentecerse. La digestión se vuelve más lenta, puede haber estreñimiento y algunos tratamientos habituales dejan de aportar un beneficio real. También pueden disminuir la presión arterial, los requerimientos metabólicos y el peso corporal, con pérdida progresiva de masa muscular. En este contexto, varios medicamentos que fueron útiles en otras etapas pueden necesitar ser reevaluados por el equipo tratante para evitar cargas innecesarias y centrar el cuidado en el confort. El cuerpo, poco a poco, va entrando en un estado de descanso.

Reconocer que una persona está entrando en la etapa final de su vida puede ser doloroso, pero también profundamente valioso. A veces, esa conciencia permite cerrar ciclos, decir lo pendiente, pedir perdón, dar las gracias, ofrecer consuelo y poner en palabras el amor. Proteger la biografía de una persona —su historia, sus vínculos, su dignidad— es también una forma de cuidar. Incluso en medio de la despedida, puede haber verdad, intimidad y paz.

En los últimos días, muchas personas entran en un estado de menor conciencia o inconsciencia. Esto significa que disminuye la capacidad de percibir y responder al entorno de la manera habitual. Aun así, la presencia amorosa sigue siendo importante. Hablar con suavidad, tomar la mano, llamar por su nombre con cariño y despedirse con serenidad puede tener un profundo valor para quienes acompañan y, según las creencias de cada familia, también para quien está partiendo. Desde la medicina describimos lo que ocurre en el cuerpo; desde el corazón, sabemos que el amor también acompaña en silencio.

En la etapa final, la respiración también puede cambiar. Es frecuente que se vuelva irregular: a ratos más profunda, a ratos más superficial; por momentos lenta y luego más rápida. También pueden aparecer sonidos en la garganta, conocidos como estertores terminales, que suelen deberse a la acumulación de secreciones cuando ya no existe un reflejo eficaz para tragarlas. Aunque este sonido puede impresionar o angustiar a la familia, en general no significa que la persona se esté ahogando. Forma parte del proceso natural de los últimos días y debe ser acompañado con calma y contención.

Poco antes de la muerte, la respiración suele hacerse cada vez más lenta y superficial, con pausas prolongadas entre una y otra. Al mismo tiempo, la frecuencia cardíaca disminuye progresivamente hasta detenerse. En la mayoría de los casos, este momento ocurre en un estado de muy baja conciencia o inconsciencia, por lo que no se vive como una experiencia de desesperación. Habitualmente, el cuerpo simplemente se va apagando con suavidad.

Decir adiós nunca es fácil; duele, incluso cuando sabemos que es necesario. Pero muchas veces duele más aquello que no se dijo, lo que quedó pendiente, el abrazo que no alcanzó a darse, la palabra que no llegó a tiempo. Por eso, este libro también quiere ser una invitación amorosa a despedirse, a hablar con honestidad, a acompañar con presencia y a confiar en que, cuando el corazón está dispuesto, las palabras encuentran su camino.

Apéndice: recursos

Películas

- *La habitación del hijo* (2001). Duelo familiar.
- *P. D.: Te quiero* (2007). Cartas para seguir viviendo.
- *21 gramos* (2003). Culpa y redención.
- *Siete almas* (2008). Reparación y generosidad.
- *Fragmentos de una mujer* (2020). Duelo perinatal.
- *Up* (2009). Vida compartida y despedida.
- *Big Fish* (2003), *Coco* (2017), *El árbol de la vida* (2011), *Vivir* (1952), *Mi vida sin mí* (2003), entre otras.

Libros

- Elisabeth Kübler-Ross, *Sobre la muerte y los moribundos.*
- Robert Neimeyer, *Aprender de la pérdida.*
- J. William Worden, *Las tareas del duelo.*
- Klass, Silverman y Nickman, *Continuing Bonds.*
- Stroebe y Schut, *Dual Process Model of Coping with Bereavement.*
- Tedeschi y Calhoun, *Posttraumatic Growth.*
- Viktor Frankl, *El hombre en busca de sentido.*
- Joan Didion, *El año del pensamiento mágico.*
- Rosa Montero, *La ridícula idea de no volver a verte.*

Advertencia: los recursos son orientativos; no reemplazan la atención profesional.

Bibliografía (selección)

- Becker, E. (1973). *The Denial of Death.*
- Frankl, V. (1946/2004). *El hombre en busca de sentido.*
- Klass, D., Silverman, P. R. y Nickman, S. (1996). *Continuing Bonds.*
- Kübler-Ross, E. (1969). *On Death and Dying.*
- Stroebe, M. y Schut, H. (1999). *The Dual Process Model of Coping with Bereavement.*
- Tedeschi, R. y Calhoun, L. (1996). *Posttraumatic Growth.*
- Worden, J. W. (2009). *Grief Counseling and Grief Therapy.*

Glosario y recomendaciones prácticas

Acompañamiento paliativo:

Enfoque de cuidado centrado en la persona y su entorno, orientado a aliviar el sufrimiento, sostener la dignidad y no abandonar, incluso cuando la curación ya no es posible. Incluye atención clínica, apoyo emocional, espiritual y social, y trabajo en equipo.

Dolor total:

Concepto que integra el sufrimiento físico, emocional, social y espiritual de una persona. Reconoce que el dolor no se limita al cuerpo y que aliviarlo requiere una mirada amplia, que incluya vínculos, sentido y contexto de vida. En cuidados paliativos, tratar el dolor total es cuidar a la persona completa, no solo sus síntomas.

Duelo anticipado:

Respuesta emocional que aparece antes de la pérdida, cuando la muerte es esperada o la enfermedad es irreversible. Puede incluir tristeza, rabia, culpa, alivio y miedo, muchas veces de manera simultánea. No debilita el vínculo: permite comenzar a elaborar la pérdida mientras la relación aún existe.

Duelo complicado:

Proceso de duelo que se prolonga o intensifica de forma significativa, interfiriendo con la vida cotidiana y el bienestar de la persona. No implica «fallar» en el duelo; indica la necesidad de **apoyo especializado** y mayor contención.

Sedación paliativa:

Disminución deliberada y proporcional del nivel de conciencia con el objetivo de aliviar un sufrimiento refractario, es decir, que no responde a otros tratamientos. Se indica con consentimiento informado, evaluación clínica rigurosa y acompañamiento continuo. No busca adelantar la muerte, sino proteger la vida que queda del sufrimiento intolerable.

Voluntades anticipadas:

Declaración previa en la que una persona expresa sus preferencias y valores respecto de las decisiones de salud para el final de la vida, en caso de no poder manifestarlas más adelante. Facilitan el respeto de la autonomía, reducen conflictos familiares y alivian la carga emocional de quienes deben decidir.

Recomendaciones prácticas

Estas recomendaciones no son reglas ni exigencias. Son orientaciones simples, pensadas para acompañar momentos en los que el cansancio, el miedo o la pena dificultan decidir.

- Nombra la muerte sin eufemismos.
  El lenguaje claro no es cruel; suele ser aliviador. Decir «morir» o «muerte» con respeto permite conversar sin confusión ni silencios que aíslan.
- Prioriza la presencia: estar > decir.
  No siempre hacen falta palabras. A veces quedarse, escuchar o compartir el silencio cuida más que cualquier explicación.
- Evita decisiones irreversibles en la fase aguda del duelo.
  El dolor intenso altera la percepción. Siempre que sea posible, pospone cambios definitivos hasta que el cuerpo y la mente recuperen algo de estabilidad.
- Cuida tu cuerpo, incluso cuando no tengas ganas.
  Dormir, alimentarte y moverte no son lujos: son actos de cuidado básico que sostienen la posibilidad de atravesar el duelo.
- Construye rituales sencillos.
  Una vela, una canción, una caminata, una comida compartida. Los rituales no borran el dolor, pero le dan forma y lo vuelven habitable.
- Pide ayuda sin culpa.
  Grupos de apoyo, terapia, comunidad de fe o acompañamiento laico. Pedir ayuda no es debilidad; es responsabilidad con tu propia vida.
- Respeta tu ritmo y el de otros.

No hay tiempos correctos para llorar, reír, recordar o callar. Cada proceso es único.

- Recuerda que no tienes que hacerlo todo bien. Acompañar y ser acompañado es un aprendizaje. Basta con no abandonar y seguir disponible.

Nota legal y de bioética

Este libro no sustituye la atención médica, psicológica, legal o espiritual profesional. Las prácticas clínicas descritas deben adecuarse a la legislación vigente y a las guías locales de cuidados paliativos. Toda decisión al final de la vida requiere información suficiente, consentimiento y registro en la ficha clínica.

Sobre el autor

Joaquín Sempértegui Arellano es médico, especialista en cuidados paliativos y bioética. Ha trabajado en hospitales y clínicas acompañando a pacientes oncológicos y a sus familias, promoviendo una medicina centrada en la dignidad, la comunicación honesta y la humanización del cuidado. Es ecuatoriano y vive en Santiago de Chile desde hace diecinueve años. Está casado desde hace 16 años con Carla. Domi, Pancho y Tita son su todo, su motor, su fuerza y su refugio. Junto a ellos vive en una casa a la que llama hogar, y todo ello simplemente lo ayuda a sobrellevar esta vida, no peleando contra la muerte, sino aprendiendo a convivir con ella.

EDIQUID